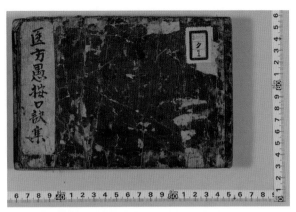

『医方愚案口訣集』（長沢道寿編集，中山三柳新増。1672年刊。
京都大学附属図書館所蔵）

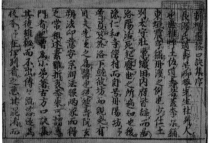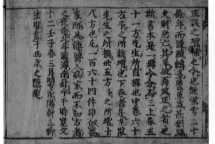

『医方愚案口訣集』（長沢道寿編集，中山三柳新増。1672年刊。
序の部分。京都大学附属図書館所蔵）

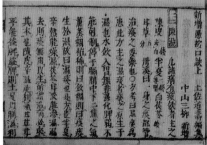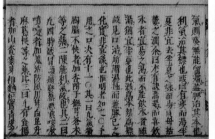

『医方愚案口訣集』（長沢道寿編集，中山三柳新増。1672年刊。
上巻・二陳湯の部分。京都大学附属図書館所蔵）

『医方愚案口訣集』（長沢道寿編集，中山三柳新増。1672 年刊。
中巻・香蘇散の部分。京都大学附属図書館所蔵）

『医方愚案口訣集』（長沢道寿編集，中山三柳新増。1672 年刊。
下巻・保和丸の部分。京都大学附属図書館所蔵）

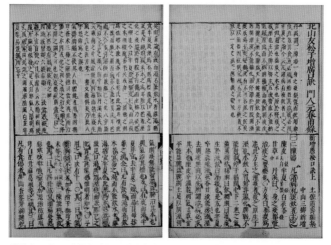

『増広医方口訣集』（長沢道寿編集，中山三柳新増。北山友松子補注。
1681 年刊。上巻・二陳湯の部分。京都大学附属図書館所蔵）

長沢道寿
漢方処方の奥義

～現代語訳『医方口訣集』～

千福貞博—編訳

Nagasawa Doju
Ultimate Kampo Formulary

東洋学術出版社

はじめに

　本書は『医方口訣集』（1672 年刊）の千福流の現代語訳です。この口訣集には全部で 164 の処方解説があります。しかし，下巻の丸剤処方の部になると，工夫を凝らして併用などしてもエキス剤で作成できないものばかりで，この本では，これらの処方は思い切って割愛しました。つまり，保険収載エキス製剤か，それに近似する方剤か，あるいは，併用で簡単に作成可能な処方のみを抜粋しています。ただし，長沢道寿（?-1637）は本書の流れによって漢方概念を解説しようとしている部分もあるので，そこの処方は使用不能であっても掲載しました。

　道寿は日本漢方の歴史で考えると，後世（方）派に属します。すなわち，宋・金元・明代の処方を重視しているグループになります。書物では『和剤局方』（宋政府官製），『脾胃論』『内外傷弁惑論』（李東垣〈1180-1251〉），『格致余論』（朱丹渓〈1281-1358〉），『万病回春』（龔廷賢〈16-17 世紀〉），『保嬰撮要』（薛鎧・薛己〈1486?-1558〉），『医方考』（呉崑〈1551-1620?〉）などが重視されます。

　ところで，現在の書店にある医学書コーナーには『傷寒論』『金匱要略』，すなわち，日本漢方の歴史上の分類によれば「古方」に関する書籍は多く見られますが，上記した「後世方」の原書・解説書はほとんど目にしません。一方，第 3 回 NDB オープンデータ H28 年度レセプト情報による「漢方製剤の医薬品処方量ランキング（エキス顆粒）」を参考にすると，そのベスト 10 は，1 位から大建中湯（古），芍薬甘草湯（古），**抑肝散**（後），葛根湯（古），**牛車腎気丸**（後），**六君子湯**（後），**防風通聖散**（後），当帰芍薬散（古），**加味逍遙散**（後），**補中益気湯**（後），（古：古方，後：後世方）となっており，10 位内に**後世方の 6 処方**がランクインしています（https://p-rank.462d.com/520/）。つまり，多忙な医師は頻用 6 処方を含め，後世方のオフィシャル版の取扱説明書を読まずに，添付文

書の効能・効果を唯一の頼りとする「病名漢方」で処方する状態なのです。西洋医学では基礎医学を踏まえて治療薬を選定するのが常道ですが，後世方においては，**基礎医学に相当する古典**が蔑（ないがし）ろにされているといえるでしょう。この状況下において，後世方の漢方薬に関して「基礎医学から臨床の tips まで」を簡単に解説してくれている書物が渇望されます。それが『医方口訣集』なのです。

　ところで，道寿は後世方派なので古方を蔑ろにしているでしょうか？これは「否」です。本書を読めばすぐに理解されることですが，古方の著者である張仲景を尊敬し，彼の原典を引用して古方の解説も十分に加えています。この立脚点は，江戸時代後半に古方と後世方の長所を取り上げて治療する「折衷派」に近似しています。もし「古方・後世方の両者を活かして，流派を越えて人命を救う」というのが「折衷派の定義」であるならば，道寿は「折衷派の先駆け」ではないかと思っています。

　このような柔軟な頭脳を持つ道寿ですが，彼の能力はそれだけではありません。所々にユーモアたっぷりに漢方初学者を笑わせながら指導してくれる姿も見られます。読者が道寿のファンになること間違いなし，と思っています。

　なお，「割愛された処方についても読みたい」という意欲的な方は，『医方口訣集』の原書で読むことをお薦めします。原書は，「**京都大学貴重資料アーカイブ**」の WEB サイト（https://rmda.kulib.kyoto-u.ac.jp/）に入り，検索で書名を入力すると**無料で閲覧可能**です。このサイトは**無料ダウンロード**も可能で，しかも，講演スライドなどへの**2次利用が可能**となっています。

　漢方古典を直接読むことは手間ですが，読解できたときはクイズが解けたみたいで楽しいです。ぜひ，この原書で古典の読解練習をしてみてください。返り点や再読文字など，「漢文」の基本を復習したいときは YouTube の漢文講座を利用すると便利です。予備校などの有名講師の授

業は抜群です。しかも，受験生に戻ったような感じがして懐かしいです。最後に，高校漢文の学習項目にない重要なこととして，送りがなで，①「合字（ごうじ）」が頻用されること，②「寸」が「時（とき）」の略字であること，③「子」は「ネ」であることを頭に入れておいてください。

本書の使い方

　『医方口訣集』における漢方処方の収載順序は，（1）長沢道寿の好み，（2）読者の漢方医学学習を向上しやすくするための2要因で決められたものと想像します。したがって，時間的に余裕のある方は，最初の二陳湯から読み進めていくことをお薦めします。なお，一瞥すればわかりますが，2要因の影響で初めのほうに収載される薬方は説明が詳しく，しかも長文になっています。解説内容は引用した古典名著を道寿が十分に咀嚼してくれたものになっています。しかし，簡明に記載されているとはいえ，『黄帝内経』の『素問』（前漢時代）・金元四大家の学説などの引用が多く，漢方初学者にとっては読書スピードが落ちるものと考えます。

　千福は，最初は難解なところを飛ばして読めばよいと考えます。漢方医学は学習が進むと，文献学習に加えて臨床経験からも自然と意味がわかるようになるからです。しかし，解説文中の含蓄を早く知りたいと感じる初学者もいることでしょう。そのため，本書を読むときに便利と考える「読解のための**基礎知識**」を千福がまとめてみました。時々，このページを参考にして読んでみてください。なお，この「基礎知識」なるものを漢方中級者以上の方が読まれると，一笑に付されるかもしれません。千福の「方便」と思ってお許しください。

編訳者

凡　例

一．本書は，長沢道寿編集，中山三柳新増の『新増愚案口訣集』三巻（1672
　　年刊）の千福流現代語訳である。

二．底本は，京都大学貴重資料デジタルアーカイブ（https://rmda.kulib.kyoto-u.
　　ac.jp/）収載の『新増愚案口訣集』（京都大学附属図書館所蔵）を使用した。

三．『医方口訣集』の原著は，長沢道寿（？〜1637）『古方愚案口訣集』一巻
　　（刊年不明）で，これを弟子の中山三柳（1614-1684）が増補し『新増愚案
　　口訣集』三巻（1672年刊）となり，さらに北山友松子（?-1701）が補注し
　　『増広医方口訣集』三巻（1681年刊）となった。

四．本書では，『新増愚案口訣集』に収載された全164処方のうち，保険収載
　　エキス製剤かそれに近似する処方，あるいは併用で再現できる現在の日本
　　で応用可能な処方を中心に60処方を収載している。

五．巻頭に『医方口訣集』を読解するために便利と思われる基礎知識をまと
　　めた。

六．各処方の解説中，罫線で囲んだ「効能と証」（出典，効能又は効果，証に
　　関わる情報）および組成は，株式会社ツムラ発行の手帳『ツムラ医療用漢
　　方製剤』を参考にした。〔 〕の数字は製品番号を示す。

七．巻末の附録に，原著（『新増愚案口訣集』）収載の処方の一覧および医療
　　用漢方製剤の一覧を附した。

目　次

新増愚按口訣上

新増愚按口訣中

新増愚按口訣下

『医方口訣集』を読解するための基礎知識

（1）五行(ごぎょう)

　高校の倫理社会で学んだ古代ギリシャのアルケー（arche）に似た哲学概念です。タレス（前624頃 - 前546頃）は「万物の根源は『水』」と考え，ヘラクレイトス（前550頃 - 前480頃）は「万物の根源は『火』」としました。古代中国ではギリシャのように根源を1つに絞らず，「木火土金水」の5つを要素として考えました。そして，この5つは持ちつ持たれつの関係で成り立ち，(a) 相生（そうせい／そうしょう。読みはいずれも可），すなわち，「相手を生み出す」と，(b) 相克（そうこく），すなわち，「相手を克服する（弱らせる）」の関係があります。これらの関係を理解しやすくするために，通常は図1，2のように五角形の形に配置されます。図1の矢印は(a) 相生の関係を示すものです。

　　① 木生火（もくせいか）　　：木は燃えて火を生む。
　　② 火生土（かせいど）　　　：物が燃えると灰が残り，灰は土に還る。
　　③ 土生金（どせいきん）　　：金属は土中にあり，掘ると発見される。
　　④ 金生水（きんせいすい）：金属表面には凝結で水が生じる。
　　⑤ 水生木（すいせいもく）：木は水によって養われる。

　幼稚と思われるかもしれませんが，当時では大切な理論です。これで，自然界の多くのものを説明するのに十分であったわけです。（未来では，Newton 物理学で自然現象を説明したら「幼稚」といわれるのかもしれません）

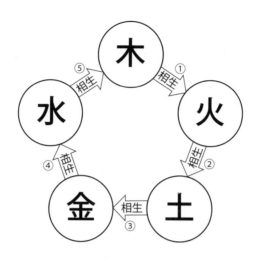

図1：五行と相生の関係

　次は，（b）相克の関係です。『医方口訣集』の解説によく登場します。「克」という漢字の字義は，「力を尽くして相手に打ち勝つ」ということで，「克己・克服」という熟語で意味がわかると思いますが，漢方医学的には「**相手を弱らせる**」と理解したほうがよいと思います。

❶ 木克土（もっこくど）　：木は根を張って土の養分を吸い取る。
❷ 土克水（どこくすい）　：土は水を濁し，溢れる水を堰き止める。
❸ 水克火（すいこくか）　：水は火を消す。
❹ 火克金（かこくきん）　：火は金属を熔かす。
❺ 金克木（きんこくもく）：金で出来た斧や鋸は木を切り倒す。

（2）五臓

a）脾

　五臓六腑という熟語は中学生でも知っていると思います。しかし，中学生に「五臓の５つは何ですか？」と質問しても即答できないと思いま

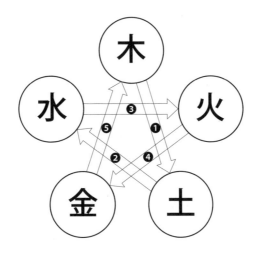

図2：五行と相克の関係

す。大人でも，この回答に「膵臓（pancreas）」が入るのか躊躇するはずです。実は，膵臓は五臓に参加していません。この説明として，古代に腑分け（解剖）したときには死後時間がかなり経過しており，法医学にいう「自己融解現象（臓器が保持する消化酵素で自己を消化する現象）」のために肉眼的に膵臓が消失していたから，とあります。これは，腑に落ちます。

　では，現代医学でpancreasが持つ生理学的機能，すなわち，炭水化物・タンパク質・脂肪の３大栄養素を消化する機能，これを漢方医学では何が行っているのか，という疑問が生じます。Pancreasの近くに存在して，しかも死後変化を受けずに溶けていない臓器として「脾」があります。そこで，漢方では消化機能はpancreasから「脾」に委任されたと考えると理解が容易となります。

　ちなみに，西洋医学では「消化」だけではなく「消化吸収」という言葉が，栄養学的に大きな概念として使われます。漢方医学で，これに相当するのが「脾胃（の働き）」という言葉だと考えられます。

さて，「『膵』という漢字があるから，古代の中国人も pancreas の存在を知っていたはずである」と考えませんでしたか。残念ですが，「膵」は「漢字」ではなく「国字」，つまり，made in Japan なのです。この字は，杉田玄白（1733-1817）の孫弟子に当たる，宇田川玄真（1769-1835）の著書『医範提綱』に初出します。現在の中国では，この字「膵」が日本から逆輸入されて"pancreas"の意味で使用されています。この他に，玄真が作った大切な国字に「腺」があります。つまり，蘭学医書の『ターヘル・アナトミア』を知るまで，日本・中国の解剖学には「膵」と「腺」がないのです。膵ももちろん，一番大きな「腺」ですが，この他の adrenal gland, thyroid, ovary, testis の記載がありません。先述したように，膵＝pancreas の機能は「脾」に委任されました。では，腺＝endocrine & exocrine gland（内分泌腺と外分泌腺）の機能は何に委任されたのでしょう。千福は，これは漢方医学の「腎」であると考えています。これが，次項 (b) 腎のプロローグです。

b）腎

　漢方医学「腎」が尿（urine），漢方では溺を生成する臓器であることについては，西洋医学の kidney と同じです。ところで，この kidney の傍らに adrenal gland（副腎）があります。学生時代の解剖実習において「副腎」というのが明瞭にわからなかったことを覚えています。古代の腑分けでも同様のことが生じたと想像します。前項の pancreas ⇒「脾」の発想と同様に，副腎の近くにある「腎」に adrenal gland の生理機能が委任されたのでしょう。では，副腎と同様に大切な内分泌機能を有する性腺はどうなったでしょうか？　次の質問を漢方医学でなく，高校の生物学，あるいは，医科生理学の問題として答えてみてください。

質問：空欄（A），（B）に入る用語を答えなさい。

女性の場合は，7歳頃から（A）の機能が上昇しはじめ，14歳頃になるとその作用で月経の発来を生じる。この結果，妊娠が可能となる。21歳頃には，（A）が安定することで月経周期も安定化する。以後，49歳頃になると（A）の機能が衰えて，妊娠することができなくなる。

男性の場合は，女性より少し遅れて8歳頃から（B）の機能が上昇しはじめ，16歳頃になると射精するようになる。24歳頃になると，この機能が安定し，筋骨隆々となる。以後，40歳頃から（B）の機能は徐々に衰え，56歳頃から筋力は低下し，精液量も減少する。

だれでも，（A）＝女性ホルモン，（B）＝男性ホルモンの正答が得られたと思います。この質問の文章は，千福が少しmodifyしていますが，有名な『黄帝内経』（『素問』）の冒頭にある「上古天真論篇第一」の文章です（この文章は本書の『医方口訣集』上巻3-四物湯の解説にも引用されています）。実は，『素問』の文章では，（A）にも（B）にも「腎」と記載されています。すなわち，古代，性腺の内分泌機能は「腎」に委託されていたことになります。

さて，性ホルモンは脳に作用すると，性欲（libido）を生じさせます。この辺りからの五臓論解釈は，『医方口訣集』を読むための千福の独断と偏見が入ってきますが，我慢してください。倫理社会や心理学で学んだフロイト（1856-1939）の汎性欲論（pan-sexualism）を重ねると，「腎」はlibidoに忠実に働く心的機関の"id"（イド）に相当すると考えられます。このことは，『素問』の宣明五気篇第二十三に，「腎は志を蔵する」とあることにも一致すると思います。では，"ego"（エゴ），"superego"（スーパーエゴ）に相当する臓器はあるのでしょうか？　これが次項（c）肝と心のプロローグになります。

c) 肝と心

先に『素問』の霊蘭秘典論篇第八を見ていきます。ここには，黄帝が岐伯（上古の医師）に，「五臓六腑の役目を宮廷内の文武の百官にたとえればどうなるか」という質問に対する答えが記載されています（**下表**に要点）。

臓腑	官職	働き
心	**君主**の官	精神活動の根本を受け持つ。
肺	相傳の官	君主の軍事面以外をサポート。呼吸・脈を調整。
肝	**将軍**の官	謀慮を出す。行動への作戦を考える。
脾（胃）	倉廩の官	農林省（食料供給）⇒ 消化吸収。
腎	**作強**の官	力強さを作る，力の根源。肝の計略によって働く。
胆	中正の官	善悪の判断をする機関。
大腸	伝道の官	消化吸収・体外への排泄。
小腸	受盛の官	吸収。
膀胱	州都の官	地方長官。不用な体液を溜めて，排泄する。
膻中	臣使の官	宮内庁侍従。心に代わって喜怒哀楽を受け持つ。
三焦	決瀆の官	水利流通を扱い，血気を作る。それらを全身に運ぶ。

屈強の兵力を「腎」と考えると，作戦を立ててその兵力を有効に利用するのが将軍である「肝」の役目です。そして，それを実際に活動させるかどうかの最終決断をするのが君主たる「心」の役目です。イド・エゴ・スーパーエゴの関係に腎・肝・心が一致すると思いませんか。ちなみに，『素問』の宣明五気篇第二十三によれば，「腎は志を蔵する」のところにおいて，「肝は魂を蔵する」そして，「心は神を蔵する」となっています。

d) 肺

『素問』の五臓生成篇第十によれば、「すべての気は肺に属す」とあります。体内には、①食事から入る「水穀の気」と、②大気から入る「空気」があり、②の「気」だけが肺に属しそうですが、先の五臓生成篇の「気」は energy の意味と考えられます。下の化学式は高校時代からいろいろな科目で学びました。

$$C_6H_{12}O_6 + 6\,O_2 \rightarrow 6\,CO_2 + 6\,H_2O$$

この呼吸式、すなわち、好気性解糖による場合には 38ATP（の「気」）が生じるわけですが、嫌気性解糖では 2 ATP（の「気」）しか得られず、しかも、筋肉に乳酸が溜まるなどの不都合が生じます。このことを知って「すべての気は肺に属す」としたのかどうかは、千福にはわかりません。いずれにせよ、「漢方の『肺』は lung そのもの」という考えで、解剖・生理学ともに問題なさそうです。

（3）五行と五臓

先述した（1）五行の上に（2）五臓を重ねて考えます。「木火土金水」が「肝心脾肺腎」とそれぞれ重なり、図3の形になります。

この五臓の関係も五行の関係と同じで、ここにも相生と相克の関係が生じると考えるわけです。すべてで 5＋5＝10 通りの関係がありますが、このうち、千福は、相生では「土生金」、相克では「木克土」が臨床上では非常に有用と考えています。逆にいうと、10 通りのすべての関係が平等に有用というわけではありません。古代の中国人の性格なのか、「この関係は、あまり意味がありません。残念ですがこれは無視してもらって結構です」などの "negative result" を堂々と発信はしてくれません。これは、脈診所見の意味を学習しているときにも感じることです。

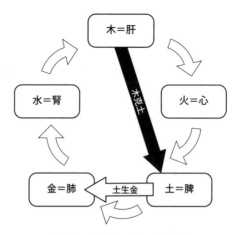

図３：五行と相克の関係

千福が好きなのは「土生金」と「木克土」

　さて，『医方口訣集』では，上巻４-黄連解毒湯の解説のところで朱丹渓（1281-1358）の「相火論」が登場します。本論は「火」が２つあるという考えに成り立ちます。通常に存在する五行の「火」は五臓の「心」のところにあり，この「火」は君主の官のところにあるので「君火」と呼ばれます。道寿の解説にもありますが，この「火」は「きわめて尊く，何もしていないような自然の強さを持つ」ものです。もう一つの「火」は「相火」と呼ばれます。これは，普段は隠れているのですが，「心」の命令で登場するというのです。どこに隠れているかというと，肝と腎の間にあるというのです。つまり，エゴ（肝）とイド（腎）に確執があり，挙げ句の果てに「妄動」が生じたときに「龍雷」の如くに「相火」が登場するのです。これが，人体に悪影響を与え，最終的に病気が発生するというのです。朱丹渓（1281-1358）によれば，「相火の妄動は『過度の情緒変化，節度を超えた色欲，肉・酒・魚など濃厚な飲食物の過食』などが原因となる」となっています。（相火論がすごいのか，フロイトがすごいのか？　精神が穏やかであれば，無病なのです）

（4）五味と五臓

『素問』の五臓生成篇第十に「色と味と五臓の配当」が書かれています。それぞれの臓器を治療するときの「生薬の味」は，ここに由来するものと考えられます。生薬解説に何度も出てきますので，五味と五臓の関係は覚えておいたほうがよいかもしれません。

色	五臓	五味
白	肺	辛
赤	心	苦
青	肝	酸
黄	脾	甘
黒	腎	鹹

（5）金元四大家

『医方口訣集』には，この4人の名医が何度も登場します。道寿が適切に人物を解説してくれていますので，生没年と理論，有名な著書だけを表にまとめました。

上2者の考えが「李朱医学」と呼ばれ，基本的には「補法」を重視します。

下2者の考えが「劉張医学」と呼ばれ，基本的には「瀉法」を重視します。

姓名（生没年）	理論	有名な著作
李東垣（1180-1251）	脾胃論	『脾胃論』『内外傷弁惑論』『蘭室秘蔵』
朱丹渓（1281-1358）	相火論	『格致余論』『局方発揮』『傷寒弁疑』
劉完素（1120-1200）	火熱論	『黄帝素問宣明論方』『三消論』
張子和（1156-1228）	攻邪論	『儒門事親』

（6）三焦

臓腑としての三焦ではなく，頭頂から足先までを3分割する用語。

名称	部位	臓器
上焦	頭頂から横隔膜	心・肺
中焦	横隔膜から臍の高さ	肝・脾
下焦	臍の高さから足先	腎

新増愚按口訣上

土佐道寿編集　中山三柳新増

二陳湯
にちんとう

---

〔81〕二陳湯　効能と証

出典：『和剤局方』

■効能又は効果

　悪心，嘔吐

＜証に関わる情報＞　使用目標＝証

体力中等度前後の人で悪心，嘔吐，胃部不快感などを訴える場合に用いる。

1）めまい，動悸，頭痛などを伴う場合。

2）心窩部に振水音を認めることが多い。

【POINT】一般的に，どんな病気でも「痰飲＝痰と飲」（後述）の状態にあれば有用です。

【組成】陳皮（一銭，去白），半夏（二銭，姜製），白茯苓（一銭），甘草（五分）。

〔81〕二陳湯　組成			
半夏	5	甘草	1
茯苓	5	生姜	1
陳皮	4		

【解説】朱丹渓（1281-1358）は，全身の「痰」に有用な「痰治」の重要な薬剤としています。また，『医方考』（明の呉崑の著書，全4巻，1584年初版）には，「湿痰は様々な疾患を生じるが，二陳湯はこの湿痰による病気に

効果がある」としています。

　まず，混乱を避けるため，類似する用語の定義を解説します。「湿痰」は「痰」の原因で，「湿痰」は「湿」から発生します。つまり，「湿⇒湿痰⇒痰」となります。さて，最初の「湿」ですが，これは「水飲」が胃内に入り変化して出来ます。消化吸収能，すなわち，「脾」の機能が低下しているときは，水飲が満足に処理できず，「膈間」（mucosa and/or mesenteries）に発生した「湿」が停留します。そして，中焦・下焦の二焦にある「気」が，その「湿」を薫蒸（heat）していき粘稠度が増加します。この粘稠度が希薄なものを「飲」，濃厚なものを「痰」といいます。つまり，「飲」と先述した「**狭義の『湿痰』**」（「広義の湿痰」は後述）」とは，ほぼ同義語ということになります。さて，上記の過程で「水飲」⇒「湿」⇒「湿痰」≒「飲」⇒「痰」が生じるわけですが，これらを総括する用語として「**広義の『湿痰』**」があります。つまり，朱丹渓と呉崑（1551-1620?）は，「この広義の『湿痰』のときに，二陳湯が有用である」と述べているのです。

　次に，配合される生薬の意義を考えます。以下，本書では，解説の最初か後半に重要生薬の五味・四気を記載し，そこから本剤に配合される意義を推察していくという手順を取ります。

　半夏は辛・熱なので，湿をよく燥かします。茯苓は甘・淡で，湿をよく滲らします。この2剤の作用で湿がなくなれば，先述の生成過程で理解できるように，痰が生じるわけはありません。つまり，病気を治療するには，より前段階，つまり，その根本的病因を解決するというのが作戦です。陳皮は辛・温で，「気」をよく働かします。甘草は甘・平で，消化吸収能である「脾」の働きを増強します。先述したように「脾」の機能が低下すると「水飲」から「湿」へ移行して滞留するわけです。これを比喩のようでありながら「理論」である「五行・五臓」の概念で考えてみましょう。五臓の「脾」を五行に相対させると「土」に当たります。「土」がしっかりしておれば，雨が降ったり，川が氾濫したりしても，

その湿を制御することができるというわけです。さらに，陳皮の働きで気が十分に利用できるときは，そのエネルギーで痰を移動させるため滞留することがありません。つまり，脾を丈夫にさせることは，根本を治療する「本治」⇒「湿を作らない」でもあり，気を働かすことは，症状を治療する「標治」⇒「湿を滞留させない」でもあるのです。

　さて，次のような疑問を感じられるかもしれません。「痰があって，しかも，口渇がある患者がいるが，半夏は『燥』の作用が強すぎるので半夏を除去して，貝母・栝楼根・栝楼実などの『潤』の作用剤に変更すべきではないか」と。この回答として次の口訣を引用します。「口渇して何度も水を飲むときは**半夏を他剤に変更する**ほうがよいが，口渇があるのに水を飲もうとしないときは，**そのまま半夏が適応である**」と。【千福の註：前者の場合は五苓散，後者の場合は二陳湯か小半夏加茯苓湯が適応です】後半の症状は口渇の原因が，湿を「本」（根本）とし，熱による「標」（症状）で生じていることを表現しています。実は，この口渇は本当の病態，つまり脱水が原因ではなく，湿が極まって熱が発生している症状である，ということです。明快な頭脳を持つ医師は，これを見破るのです。

【予の口訣（11）】

　❶気鬱・胸膈不快では香附子・撫芎・蒼朮などを加えます。二陳湯の「気」に対する効果を増強するためです。

　❷四季を通じて，感冒・頭痛・発熱，悪寒・咳嗽（がいそう）・噴嚔（ふんてい）（くしゃみ）の患者には，羌活・防風・川芎・白芷・升麻・葛根などの生薬を加えます。

　❸食あたりのようなときは，山査（子）・麦芽・神麹・枳実・青皮の類を加えます。

　❹咽喉痛では，桔梗・荊芥・薄苛の類を加えます。

　❺酒飲みの患者には木通・乾葛の類を加えます。【千福の註：上-7 葛花解醒湯（かかいせいとう）の項目を参照】

❻急性胃腸炎などで嘔吐・下痢のあるときは，その証に従って加減します。

❼朱丹渓によれば，湿気で，頭痛・倦怠感があるときは二陳湯に酒芩・羌活・蒼朮・木通を加えて，「風を散らし，湿を行らす」という方法をとります。これは絶妙です。

❽二陳湯に昇提の薬を加えて，大便をよく潤して，頻尿を改善させます。食事の不摂生によって生じる「内傷」の病気では，中焦の気（＝中気）が運らないために，上竅（耳・眼・鼻・口の穴）が閉じて，下竅（尿道口，肛門）も通らなくなります。そこで，朱丹渓は，二陳湯に蒼朮・白朮・升麻・柴胡を加えて昇提作用を発揮させ，中気を運らせます。すると，大便が潤って，排尿状態が改善するのです。これは「最妙」の方法です。

❾朱丹渓によれば，半身不遂は「痰」が右側に存在する頻度が多く，これは「気虚」を示していることになります。そこで，次に説明する「四君子湯」を二陳湯に加えると良好で，さらに，竹瀝・姜汁を加えます。また，肥満のある方に「湿」は多く，この場合は，少量の附子・烏頭を加えて，経を行らします。

❿一般的に，痰は火と合わさると，両者の作用で上気を昇らします。これによって，赤面・喘促（＝喘息）・嘔吐・眩暈・嘈雑（胸やけ）・呑酸が生じます。この際は本方に，酒炒の黄連・炒黒の山梔子・酒炒の黄芩・生姜を加えて治療します。臨床における，この有効率は高いです。さらに，嘈雑が重症のときは呉茱萸を加えます。ちなみに，黄芩・黄連を酒炒しないで，また，生姜を加えないときは無効となります。レシピには忠実に従うのが良い方法です。

⓫頭痛が頻発するものを「頭風」といいます。これが，左右のどちらかに偏って痛む場合は「偏頭風（=migraine?）」と命名されます。この症状に対しては，本方に黄芩（酒炒）・川芎・細辛・黄連（酒炒）・薄荷・蒼耳・胆南星を追加します。

以上，11の口訣を示しましたが，「二陳湯，之を主る」と記載がある
書籍・文献などは多すぎて，すべてを列挙することは不可能です。ここ
では，その一部を示しただけであることをご容赦ください。

【加減の方法】

　加減の方法はエキス剤ではなかなか作成できません。しかし，参考に
なることも少なくありませんので下に**表**を作成して記載します。

付帯状況	加（減）する生薬，または，合方
痰が頭にあり痛む	川芎・藁本・升麻・柴胡・蔓荊・細辛・薄荷など
痰が腰膝下にあり腫痛する	黄柏・防已・木通・萆薢・木瓜・牛膝
痰が胸腹中にあり痛む，或いは，痞満	白朮・枳殻・桔梗・砂仁・神麴・麦芽
痰が胸下にあり痛む，或いは，湿性ラ音がある	柴胡・青皮・川芎（せんきゅう）・山梔子（さんしし）・白芥子など
痰が経絡中にある，或いは，胸背・手足・臂膊が痛む	上焦（じょうしょう）：防風・羌活・威霊仙
	下焦（げしょう）：防已・牛膝・木通
	冬の時期：烏頭 or 附子
痰が中焦（ちゅうしょう）にあり，噯気・呑酸・嘈雑，或いは，水分を嘔吐，或いは，心窩部に圧痛	白朮・蒼朮・神麴・麦芽・川芎・砂仁・草豆蔲・枳実・猪苓・沢瀉・黄連・呉茱萸・梔子仁・木香・檳榔など
痰が頸頂・胸脇の間にあって，結核を為す	貝母・枳殻・桔梗・連翹・玄参・竜胆草
風痰が壅塞する	青州白丸子を送下す
悪寒・喘咳・痰気が上逆	**麻黄湯**を合す
暑に傷れ（やぶ）痰を生じる	**白虎湯**を合す

湿に傷れ痰を生じる	**平胃散**を合す
飲に傷れ痰を生じる	**五苓散**を合す
食に傷れ痰を生じる	保和丸を送下す
気によって痰を生じる	**四七湯（＝半夏厚朴湯）**を合す
痰火が盛ん	河間の涼膈散を合す
気虚で痰がある	**四君子湯**を合す⇒六君子湯になる
血虚で痰がある	**四物湯**を合し，黄柏・知母を加える
気盛壅	滾痰丸を送下す

　口訣と同様に，加減の例を全部列挙することは不可能です。**表**はその一部です。

四君子湯
しくんしとう

---

〔75〕四君子湯　効能と証

出典：『和剤局方』

■効能又は効果

やせて顔色が悪くて，食欲がなく，つかれやすいものの次の諸症：
胃腸虚弱，慢性胃炎，胃のもたれ，嘔吐，下痢

＜証に関わる情報＞　使用目標＝証

体力の低下した人が，胃腸機能が低下して，食欲不振，心窩部の
膨満感などを訴える場合に用いる。

１）全身倦怠感，手足の冷えなどを伴う場合。

２）腹壁の緊張が弱く，心窩部に振水音を認める場合。

【POINT】一般的に，どんな病気でも「気虚」の状態にあれば有用です。

【組成】人参・白朮（炒）・白茯苓・炙甘草（各二銭）。
にんじん　びゃくじゅつ　びゃくぶくりょう　しゃかんぞう

〔75〕四君子湯　組成			
蒼朮	4	甘草	1
人参	4	生姜	1
茯苓	4	大棗	1

　日本人の多くは甘い物を嫌うと感じられ，日常の臨床では甘草を減量
することも可能です。

【解説】『医方考』によれば、「本剤は、①顔色が蒼白で、②声に力がなく・言葉数も少なく、③筋力低下があり、④脈が虚弱の患者に有用」とあります。この顔色蒼白という視診所見だけでも「気虚」と診断可能ですが、声に力がなく、言葉数も少ないということを聞いても「気虚」とわかり、四肢の筋力低下を問診で把握しても「気虚」とわかります。さらに、脈診で虚弱と判断されるときは、この切診の所見で「気虚」と診断可能です。その「気虚」のとき、治療は「気」を補うのがよいわけですが、その際、この四君子湯が有用なのです。

人参は甘・温で、その性質は潤です、五臓の元気をよく補います。白朮は甘・温で脾を健にし、五臓の母気をよく補います。茯苓は甘・温〜平で、五臓に清気をもたらします。甘草は甘・温〜平で、五臓の気が不協和音となっている状態をうまく調えます。ここで注目すべき点は、この4薬がすべて、甘・温であるということです【千福の註：茯苓と甘草は「温薬」というよりも、むしろ「平薬」と記載されていることが多いが、……】。「甘」は中焦に有益な味覚で、「温」は中焦に気を与えることができます。しかも、これら4剤は公正中立な不偏不倚の君子のごとくでもあります。その理由で四君子（湯）と命名されているわけです。

【予の口訣（6）】

❶朱丹渓は、右手の脈が不足して右半身不遂（right hemiplegia）の患者は、本剤が有用としています。【千福の註：左半身不遂のときは次の四物湯が有用です。四物湯の口訣❶参照】

❷『医方考』には、高齢者の気弱な患者が痔出血の止血困難なときに有用、と記載があります。これを誤って、痔を攻撃するタイプの薬を投与し、出血大量となり止血せず、血圧低下がするようなときにも、また、本剤が有用である、としています。これを「陰陽説」の理論で考察します。「血」は有形の「陰」に属します。バランスの問題なのですが、血を固める作用、つまり、血液凝固（coagulation）には陰と逆の立場である

「陽」，すなわち，無形の「気」が必要となります。したがって，高齢となって，気が弱まるときは「血」，この場合は，血液凝固能が下がることになります。また，長期に投薬治療を受けて気が損傷を受けるときも同様のことが生じます。いずれの治療も本剤が有用です。蛇足の解説かもしれませんが，人参・白朮・茯苓・甘草の４剤はすべて，甘・温で「益気」の生薬です。これらで，大いに気が充盈されるときは，自然と有形の血が凝固するようになります。それは，あたかも大地から水が溢れそうになるときに，四方の土手を高くして，十分に充満させるような状況です。こうしておけば危険は回避されるのです。

❸私は，すべての下血・下痢・帯下など気が下へ落ち込んでいく，下陥と呼ばれる症状に本剤を用います。これで不十分な場合は，升麻・柴胡・蒼朮を加えるか，当帰・芍薬を加えています。

❹突然死である「暴死」，肺水腫や肺炎で泡沫音がする「痰聲」のある患者を「痰厥」といい，本方で治療します。不十分なときは竹瀝・姜汁を加えています。

❺手足が萎えて冷える状態，すなわち，「痿厥」に有用です。『医方考』には，陽明（手の陽明大腸経・足の陽明胃経）が虚して，歩行補助具などの機器を利用するような四肢の筋力低下があるときに，本剤が有用とあります。経絡の陽明経は足の場合は「胃」で，五臓五行論では「胃」は「土」に相当します。「土」は万物の母となります。四書五経の『易経』によれば，「至る哉，坤元（＝大地）から万物が資りて生ず」（大地とはなんと素晴らしいものであろうか。万物はここから生まれる）とあります。つまり，いったん「胃・土」が虚してしまったときは，身体全体の栄養を喪失して生気が絶えてしまいます。この理由で，起居における屈伸動作が不能で歩行補助具などを利用したり，四肢の筋力が低下したりしている病態に本剤が有用なのです。

❻朱丹渓によれば，麻痺は気虚に属するとしています。したがって，麻

痺にも本剤は有効です。また，夜間の尿失禁である「遺尿(いにょう)」も気虚に属するとのことで，これにも有用です。『医方考』にも，諸種の急病で遺尿が止まらない場合は本剤が有用であるとしています。この諸急病とは，いわゆる，「脳卒中」を示しているようです。本項の❷のところで，痔出血の止血困難例に本剤が有用である理由を記しましたが，ここにも同様の陰陽論の理論が成立します。脳卒中で「気」が抜け出ている，つまり，「陽」に属する無形の「気」が不足するので，「陰」に属する有形の溺(いばり)（尿）を固めることができない，ということです。

　さて，予は，四君子湯は「脾・胃」，つまり，消化機能を調える薬剤であると考えています。ところが，一般の臨床医はこの意義を理解していないようです。そして，この脾胃を調えることは，それがそのまま，気虚を補うことになるとも考えています。付言すれば，いったん脾胃の機能が回復すれば，五臓の「気」すべてが生じていきます。一方，いったん脾胃の機能低下が生じると全身の陽（＝気）が衰えます。後者の原因で，全身が虚弱して気虚となると様々な病態が発生するわけですが，この状態から回復させることは至難となります。

　少しばかりの例を挙げて本剤の有用性を説明しましたが，この後は，読者が推察して広めていかれるのがよいかと思います。

【加減の方法】

付帯状況	追加する生薬など
肝気が虚	当帰・陳皮・生姜
心気が虚	生地黄・当帰・麦門冬
脾気が虚	白芍，甘草を倍にする
肺気が虚	黄耆・五味子・麦門冬
腎気が虚	熟地黄・桂心

血虚	四物湯を合する。八物湯と名づく。
痰があるとき	二陳湯を合する。六君子湯と名づく。
気寒	丁香・木香

　証に応じて佐薬や使薬を追加する例は，ここに書きつくすことは不可能と考えますので，これらは略すことと致します。

四物湯
しもつとう

---

〔71〕四物湯　効能と証

出典：『和剤局方』

■効能又は効果

　皮膚が枯燥し，色つやの悪い体質で胃腸障害のない人の次の諸症：
産後あるいは流産後の疲労回復，月経不順，冷え症，しもやけ，
しみ，血の道症

＜証に関わる情報＞　使用目標＝証

　比較的体力の低下した人で，手足が冷え，諸種の出血や貧血の徴
候があり，皮膚の枯燥傾向のある場合に用いる。

　1）月経不順，自律神経失調症状などを伴う婦人。

　2）腹部軟弱で臍傍に動悸を触れる場合。

【POINT】一般的に，様々な疾患で，「血」に関与する病態では本剤が
有用です。

【組成】当帰（酒洗）・熟地黄（各三銭），川芎（方考に曰く，酒洗一銭五分），
芍薬（方考に曰く，酒炒り一銭五分）。

〔71〕四物湯　組成

地黄	3	川芎	3
芍薬	3	当帰	3

【解説】『医方考』には，「血不足，すなわち『血虚』の状態に本剤が有

用である」とあります。気と血は人体における大切な2つの構成要素です。大自然における「天と地」を考えた場合に、「天」である「陽」は常にあり余っていますが、「陰」である「地」は常に不足しています。人体と天地はよく似た関係にあります。つまり、陰である「血」は生成が難しく、欠損しやすいのです。そんな「血」の不足状態が本剤の適応です。

　当帰・芍薬・地黄は、味が厚い（＝濃厚）生薬です。味厚きことは、陰中の**陰**を生み出します。その理由で「血を生みだす」ことが可能です。一方、残りの川芎は味が薄く（＝希薄）、これは気を清め、陰中の**陽**を生み出します。そのことで、血中の気をよく行（めぐ）らします。しかしながら、生薬である草木に情はありません。どういう理由で、このように都合よく「血」を生じるのでしょうか。その理由については、当帰・芍薬・地黄が五臓の陰をよく養い、川芎が栄中の気をよく調えるからです。五臓がうまく調和して、血が自然と生ずるのにほかなりません。もし、「四物が都合よく『血』を生ずる」というだけならば、まだ、その医師は未熟者であります。予の師匠は、「本剤を単純な貧血患者に対して投与するときには、前言を理由として使用するのはよいけれども、たとえば、吐血・喀血・下血などの失血が大量で、呼吸促迫、微弱となっている貧血状態では、四物湯は禁忌で投与してはならない」としています。その理由は、四物の生薬はすべてが「陰」だからです。陰は天地を閉塞するものであって、万物を生ずるものではないからです。それで師匠は、「ショック状態にあるような貧血は禁忌で、本剤を投与するな」と言っているのです。

【予の口訣（6）】

❶朱丹渓によれば、「脳卒中は血虚（けっきょ）であることが多い」としています。そして、「半身不遂が「左」にある場合は瘀血（おけつ）・無血である」と。本方を用いて桃仁・紅花・竹瀝・姜汁を加えます。【千福の註：右半身不遂の

ときは前の四君子湯が有用。四君子湯の口訣❶を参照】

❷『医方考』によると、「婦人雑病と男子雑病とは等しいものであるが、ただ、月経・妊娠・出産は異なり、婦人の月経不順には本剤を中心に変方する」とあります。周敦頤の『太極図説』の冒頭に「無極の真と二五と精と、妙合して凝る。乾道は男と成り、坤道は女と成る」（無極なる真理と陰陽五行の精気とが隙間もなく融合して一つの形へと凝結する。天の原理である乾の道が男性性を形成し、地の原理である坤の道が女性性を形成する）とあります。したがって、女性のことは坤道、すなわち「地」、さらには「陰」を主体に考えることになります。それゆえに、婦人治療は「陰」を中心に考えることとなります。『黄帝内経』（『素問』）の上古天真論篇第一にあるように、二×七（14歳）になりますと、生殖能力を発揮させる「天癸」が満ち足りるようになり、月経が開始され、妊孕力を得るようになります。陰である女性の中には必ず陽があります。現代の奇数を陽数というのですが、女性は奇数の7でもって人生の節目を成していきます。つまり、一×七（7歳）にして永久歯が生え、先述したように、二×七（14歳）にして天癸に至ります。【千福の註：このあと、『素問』では21歳で智歯が生えて歯は全部揃い、35歳でシワが出現し、髪が抜け、42歳で白髪が出現、49歳で閉経、と記載されています】人は天地の気を受けることによって発生します。そのため、よくよく肖ています。天地において、月は天の陰です。月は満ち、月は欠けます。この同じ理由で、陰である女性は30日で1回出血となります。そこで、この出血（menstruation）のことを月事（＝月経）と名づけています。経によれば、「月事が時期に出血するようであれば、よく妊娠する」とあります。そこで、月経不順のときは、本剤で治療することが有用です。その際に、患者の寒熱・虚実に配慮して加減して本剤を使います。月経周期が規則正しいときは、陰陽が調和して万物の生、すなわち、子に恵まれるということになります。それが、四物湯なのです。

生薬の意義について解説します。当帰・芍薬・地黄の３剤は全部，味が「厚い（＝濃厚）」生薬です。味が厚きときは，「陰中の陰」を作るので，血がよく増えます。次に，３剤を分けて個々に論じます。当帰は辛・温で，血をよく活かします。芍薬は酸・寒で，血をよく斂みます（＝与える）。熟地黄は甘・温で血をよく補います。また，当帰は心脾に入り，芍薬は肝に入り，熟地黄は腎に入ります。さらに，川芎は徹上徹下，全身における血中の気を行します。この四物湯は婦人の要薬で，月経の調節になくてはならない方剤です。

　ここからは，この口訣❷における加減の方法を記載します。脈が数（頻脈）で，血液の色が紫黒になっているときは内熱と考えます。このときは，本剤に黄芩・黄連を加えます。脈が遅（徐脈）で，血液が凝結するときは寒と考えます。本剤に官桂（桂皮と同じ）・附子を加えます。肥満で「痰」がある場合は，半夏・陳皮・天南星を加えます。痩せ型で「火」があるときは，山梔子・黄柏・知母を加えます。抑鬱のある患者には香附子・蒼朮・砂仁（縮砂と同じ）・神麴を加えます。留滞のあるときは桃仁・紅花・玄胡索（延胡索と同じ）・肉桂（桂皮と同じ）を加えます。生理周期より早く月経が来るときは「熱」と考え，遅れるときは「寒」と考え，さらに，「鬱」「気」「痰」の異常とも考えます。「気虚」には参耆（人参・黄耆）を加え，「気実」には枳実（枳殻）・厚朴を加えます。

　さて，ここまでで次のような疑問を感じるかもしれません。「四物湯の使用を控えたほうがよいような場合があるか」と。予が考える４つの病態とその理由を申し上げます。「①気息幾微（息切れ，呼吸困難）がある患者には川芎がよくありません。その理由は，おそらく川芎の辛・香によって，ますます真気を傷害するからです。②溏泄（泥状便）には当帰がよくありません。当帰による濡・滑の作用によるもので，ますます下痢状となるでしょう。③脈が遅の腹痛には芍薬がいけません。芍薬の酸・寒によって，ますます中焦が冷えます。④胸膈痞塞（胸部に閉塞感が

あるとき）には地黄がよくありません。地黄の粘・膩の働きで，ますます泥滞を増すことになるからです」

　よく理解している医師は上記がわかるでしょうし，昧者（愚かな医師）は誤るでしょう。

　❸子癇（eclampsia）の患者には，本剤を中心に黄芩・黄連・半夏・生姜を加えて治療します。子癇とは妊娠中に癲癇（原文：癎仆）発作を起こすものです。妊婦は血によって胎児を養っています。このために，血が奪い取られて陰虚が生じると，火が亢ぶります。その結果，痰・気が手足の末端から頭に向かっての逆流，すなわち，厥逆を生じるのです。この厥逆のために癲癇が生じるわけですから，本剤が有効なのです。つまり，まず四物湯を用いて「血」を養わねばなりません。追加した芩連（黄芩・黄連）で火を降ろし，生姜と半夏によって逆を破るのです。

　❹小児の痘根（天然痘の痕）が淡く，血弱（＝血虚）の患児に本剤は有効です。天然痘発症後5〜6日では，気を導いて，血剤として本剤に付加します。しばしば，痘根が淡色のときは血弱を示しています。したがって，繰り返しとなりますが，当帰を用いて血を活かし，川芎にて血を行らし，熟地黄にて血を補い，芍薬にて血を歛えるのです。

　❺内熱・痔漏・下血の患者には，本方に黄芩・黄柏・炒槐花を加えて用います。

　❻朱丹渓によれば，「陰虚の発熱（虚熱）には，本剤に黄柏・知母を加えて用いる」とあります。すなわち，降火・補陰の妙剤です。重症の場合は亀版（亀甲と同じ）を，気虚が併存する場合には人参・黄耆・白朮を加えます。また，四物湯に白馬の脛骨を加えて陰火を降ろし，芩連（黄芩・黄連）の代用とします。また，人の気が火のようにして臍下より起こるときがあり，それを「虚極」といいます。火は九泉（黄泉・死者の世界）において生じるためか，この虚極は救命率が10％未満と考えます。治療法は四物湯に降火の薬剤を加えて服薬させます。この他に，附子の

末に津（唾液・水分）を加えて調えて，脚心（土踏まず）にある湧泉（KI1）の穴（つぼ）に貼って隔物灸をし，これで火を引いて下行させます。

　以上，血は人の陰です。気は人の陽です。この両者を「人身の二儀」といいます。人が発生するのは，陰陽の和合によってです。そして，人の病気とは陰陽のバランスが悪い状態です。つまり，病気は陰の単独でも，陽の単独でも成立しません。古の聖人の大法に「血脱に気を益し，気虚に血を調う」というパラドキシカル（paradoxical）なものがあります。四物湯を用いる患者には，四君子湯が該当しないかを参わらせ（比べ合わせ），四君子湯を用いる患者には四物湯の方内に同様のことを考えて，庶幾（熱望）すれば，十全（大補湯）の効果を得ることができます。ただ，大法を挙げるだけで，その言の意義を忘れてはいけません。

　　加増　四物湯に柴胡・牡丹皮・山梔子を加えて「加味四物湯」と命名します。血虚の人が，発熱・潮熱（間欠熱）・晡熱（日晡＝夕方にある熱）があり，解熱しないときは必ず本剤を用いる。【千福の註：エキス剤では，〔71〕四物湯に〔24〕加味逍遙散を併用して，加味四物湯の代用にすることができます】また，本剤から芍薬・熟地黄を去り，柴胡・生姜を加えると「増減四物湯」と命名されます。産後に陰虚・発熱，日中は明了（はっきりしている＝明瞭）な状態なのに，夕暮れの後に寒熱が生じるときは必ず本剤を用います。婦人にとって良方の妙剤（excellent）です。

黄連解毒湯

おう　れん　げ　どく　とう

---

〔15〕黄連解毒湯　効能と証

出典：『外台秘要方』

■効能又は効果

比較的体力があり，のぼせぎみで顔色赤く，いらいらする傾向の
ある次の諸症：

鼻出血，高血圧，不眠症，ノイローゼ，胃炎，二日酔，血の道症，
めまい，動悸，湿疹・皮膚炎，皮膚瘙痒症

＜証に関わる情報＞　使用目標＝証

体力中等度もしくはそれ以上の人で，のぼせ気味で顔面紅潮し，精
神不安，不眠，イライラなどの精神神経症状を訴える場合に用いる。

　1）心窩部の膨満感を訴える場合。

　2）喀血，吐血，下血などの出血を伴う場合。

【POINT】三焦（さんしょう）の火を瀉します。

【組成】黄連・黄芩・黄柏・栀子仁。

〔15〕黄連解毒湯　組成

黄芩	3	山梔子	2
黄連	2	黄柏	1.5

【解説】五味の「苦」は火を瀉（しゃ）するものと考えています。黄芩は味苦く，
質は枯び（ひから）。上焦（じょうしょう）の火を瀉する根拠となります。黄連は味苦く，質は燥。

中焦の火を瀉する根拠となります。黄柏は味苦く，質は潤。下焦の火を瀉する根拠となります。梔子仁（山梔子と同じ）は味苦く，その性は屈曲で，よく下行させます。五臓の動き回る「火」を瀉する根拠となります。
【千福の註：後ほど口訣の❸で「五火」の解説が登場します】

【予の口訣（3）】

❶通常は黄連解毒湯の単独，すなわち，「単方」で用いることは控えたほうがよいです。「どうして，単方を用いないのか？」という質問にお答えします。「それは，この4生薬全部の味がとても苦く，患者が服用するときに嫌がるからです」と。さらに「たとえば，本剤を突然に投与すると，嘔吐・瀉下（排便・排尿を促進する）・食欲不振などの副作用を生じることがあるからです」と付言します。つまり，本剤は他の処方を合して，これを使用すべきと思います。たとえば，これまでに登場した薬剤の応用という点で3点申し上げると，①痰が火を兼ねているときは二陳湯を本剤に合わせて併用しますし，②血病に火を兼ねているときは四物湯をこれと併用し【千福の註，これは，〔57〕温清飲】，③気虚が火を兼ねているときは四君子湯に本剤を合わせるというわけです。一般的に，どのような病気であっても熱があるときは，この4生薬の中から選んでそれを用います。黄連解毒湯は火を瀉する最強の妙剤です。古書によれば，本剤は太倉公の「火剤湯」（太倉公は淳于意のこと。『史記』扁鵲倉公列伝に「火齊湯」の記載があります）となっています。

❷火が重篤である場合は，生薬に必ず「炒り過ごす」という処置を加えます。あるいは，酒や姜汁で生薬の処理をします。この他には，生姜・呉茱萸などの温薬を加えるという工夫もします。『黄帝内経素問』の至真要大論篇第七十四にある「反治」の条文，いわゆる，「その主たる所を伏し，その因たる所を先とす」。つまり，「熱因熱用（熱性の薬物で熱証を治療すること）」が，これに相当します。

❸重篤な虚のときは，本剤を用いることは控えてください。「苦＋寒」

というのは「陰中の陰」であると思っています。したがって，瀉下をよくすると考えます。『黄帝内経』には，「下ることが多いときは，陰を亡くしてしまう」とあります。また，朱丹渓は「本剤のような芩連（黄芩・黄連）の類は実火を瀉すことはできるが，虚火はかえって補う可能性がある。だから，重症の「虚」には不適当です。また，「虚」とあるが，この「虚火」の場合には，当然，参耆（人参・黄耆）などは謹むこと」と記載しています。

　さて，ここで朱丹渓の理論である「相火」（相火論）に触れることにします。古の聖賢は「火」を指して，これが諸疾患の原因であると考えています。これは医学の大切な理論に挙げてよいと思います。つまり，偏った学問の悪い流れがありますが，これを救う考え方です。ただし，予は「諸疾患は『火』というよりも，それ以前の『妄動』により生じる」と考えています。その理由を述べましょう。人が動くときには「陽」を生じます。「陽」は有形の物を生じます。これは天の道です。しかし，妄りに動くときは，「陽」が行き過ぎて，このことで「火」が生じます。この火が物を燎くことになり，疾病の症状である「象」が現れてきます。人が道をよく修めて，精神状態が清順・安静なときには，病気は生じません。想像してください。人が世にあれば，たいてい，物に接り，事に触れるわけですが，情欲がないときは動じないでしょう。しかし，これらが動じた場合は疾病となるのです。ですから，その結果としてみられる「火」を指して根本原因とするのはよくありません。本来，普通の人でも，「妄に動く」ことによって疾病が生じるのです。どうして，この天命を委く追求しないのでしょうか。

　さて，次のような質問があるかもしれません。「朱丹渓のいうように『すべての病因が火』であるならば，すべての温熱薬を退らして，全部に寒涼薬を用いれば「滋」となるのではないですか？」と。答えは，「否です。朱丹渓の言葉は，根本的な理論である「道」においては正し

いですが，その「時々の状況」を正すことではありません。たとえば，「全部の『彼』を退けて，全部の『此』を用いる」というのは，「偏を悪（かたよ）みて，反って偏る（かたよ）」ということになっています。いわゆる，中庸を執るというのが妙で，最高の方法です。ところで，熱を好む人は実ではなく，情に任せることで私欲を満たすことがあります。逆に，寒を好む人も頑（かたく）なな偏りがあり，学問や知識的なことには異常に執着するがことあります。「偏らず」と「両方とも去る」というのも，似たようなものというわけです。読者の皆さまも，「すべからく適当のものはない，何もないというわけでもない」，この意味するところを比べて考えてみてください。

　さて，『黄帝内経』には「一水は二火に勝たず」とあります。一水とは「腎」のことで，二火とは「君火（くんか）」と「相火（そうか）」の2つのことです。「木火土金水」の五行（ごぎょう）はおのおの，その性を1つ持っています。しかし，「火」だけは2つあるのです。朱丹渓のキーワード「陽は常にあり余り，陰は常に不足する」。この理論は本当に光り輝く言葉です。この次に，この「二火」の話となります。「君火」とは名称の通り，至尊（しそん）にして無為（むい）なる（極めて尊く，何もしていないようで自然な強さを持つ）「君主の火」です。君火は心臓の内にあるのが適切な状態です。そして，「相火」とは「位置による火（そうか）」という意味です。これは，命令を稟（う）（受）けると仕事をします。つまり，心に感じるところがあるときは命令に従って運動するが，そうでないときは退いて蔵（し）（隠）れ，定位置がないような「火」です。ここで，次のような質問があるかもしれません。「定位置がないようにいわれましたが，朱丹渓は『相火』が肝腎の間に存在するといったようです。どういう理由ですか？」　それには，こう答えます。「『相火』というのは龍雷（りゅうらい）の火なのです。龍は雷を作ります。鼓舞して大空に昇って行き，自由自在に動き回ります。一方で，用のないときは，龍は江海（こうかい）に潜（ひそ）んで臥（ふ）しています。そのときは，同時に雷も伏して地中にあります。人身の『相火』もこの『龍雷』のようなものであります。さて，肝腎の間に存在する理

由ですが，『腎』は水に属し下部にあり，『肝』も木に属して，やはり江海のように下部にあります。そして，『相火』は用のあるときに，木である『肝』の気によって生じ，それまでは水中，つまり『腎』にいるのです。だから，『肝と腎の間』に存在するというわけです」と。また，次の質問が加わるかもしれません。「さらに，『黄帝内経』（『素問』解精微論篇第八十一）によれば，『一水は五火に勝たず。この五火とは五志を指す』となっています。しかし，この「志」を直ちに「火」としているのはどういう理由ですか？」 曰く，「この理由は，『感激』や『妄動』ということについて，言を改めて『志』の字を『火』としているのです。五臓に発生する妄動した『志』は『火』となるということです。これまでの解説でよい説明になっているのではないでしょうか」。【千福の註：ここでの「志」とは，現代では「欲望」と捉えてよいと考えます】では，さらに質問。「『五志の動』と『二火の変』とは根本的に違いがあるのですか？」 答えます。「しばらく，諸々の言を留め置きませんか。先人が嘗て備さに述べた言動に対して，懸疣の論（ぶら下がったイボのような無用の論議）をすることは，もう止めましょう」。

（上-5）

<h1 style="text-align:center;">か み へい い さん
加 味 平 胃 散</h1>

【千福の註：エキス剤には加味平胃散ではなく平胃散が採用されています】

〔79〕平胃散　効能と証

出典：『和剤局方』

■効能又は効果

　胃がもたれて消化不良の傾向のある次の諸症：

　急・慢性胃カタル，胃アトニー，消化不良，食欲不振

＜証に関わる情報＞　使用目標＝証

　体力中等度前後の人が，消化障害をきたして心窩部不快感，腹部
膨満感などを訴える場合に用いる。

　1）食欲不振，食後の腹鳴，下痢などを伴う場合。

　2）過食などによる急性胃腸障害。

【POINT】食物滞留による消化不良に本剤は有用です。

【組成】蒼朮（汁浸七日）・陳皮（去白）・厚朴（姜汁炒一銭）・甘草（炙二分）・
神麴（炒）・麦芽（炒各八分）。

〔79〕平胃散　組成			
蒼朮	4	大棗	2
厚朴	3	甘草	1
陳皮	3	生姜	0.5

【解説】「食は人の命」である，と予は考えています。張仲景によれば，「食事が昌なるときは生き，食事が絶えるときは死ぬ。飢えや満腹感といった『飢飽』は苦痛であり，正常でいられなくなる」と。もちろん，寒温飢飽という言葉通り，「寒温」も適していないときは，それで疾病を生み出すわけですが，食事は大切です。『黄帝内経』には，「いわゆる，陰の生じる所，その根本は五味にあり，陰の五宮が傷むときも五味がある」とあります。予は診察をするたびに，主な病気以外に食滞が併存している患者をよくみます。これについて，王節齋（王綸）は『明医雑著』の中で，「先ず，消化させなければ，どんな疾患も治らない」と，詳細に論じています。どんなレベルの医師であっても，急性胃腸炎・嘔吐・下痢・小児の腹満などの症状をみれば，このことに気がつきます。しかし，その他の疾患になると，ついつい忘れてしまうのではないでしょうか。そうであれば，まだまだ，レベルが低いといわざるを得ません。医者たるもの，「消化が治療の基本」と，今一度思い起こしていただきたいのです。また，どんな病気であっても，少しでも食滞を合併しているときは，治療の方剤の中に消化薬となる生薬を加えるのがよいでしょう。

　『医方考』によれば，辛き味は中焦が広がり，食事量が増します。それを根拠に，蒼朮・陳皮を用います。苦き生薬は気を下すことができます。それゆえに，厚朴を用います。甘き生薬は脾を健にすることができます。そこには，甘草を用います。食事の「付け合わせ」から変化した生薬は消化機能が強く，この理由で神麴・麦芽を用います。

六鬱湯

ろく　うつ　とう

【POINT】六鬱，つまり，様々な鬱に有用です。

【組成】陳皮（一銭），半夏・蒼朮・撫芎（各一銭半），栀子仁・赤茯苓（各七分），香附子（二銭），炙甘草・砂仁（各五分）。

【解説】予は「鬱」と「滞」は同義語と考えています。私見ですが，気と血が中和して，過不足のない状態ではどんな病気も発生しないと思います。しかし，どこか1カ所にでも両者の多寡が生じると，様々な疾患が生じるのです。たとえば，健康に毎日を生活している人は，貴賤や憂愁を感じることがありません。逆に，鬱病の患者はつねに貴賤や憂愁を多く感じています。また，天地の五行，すなわち，四季の移り変わりにも自然と抑鬱が生じます。『黄帝内経』に五鬱（五臓のそれぞれの鬱：『素問』六元正紀大論篇第七十一）の法が論じられていますが，朱丹渓は，この「鬱」に関して，五鬱から1つ増やして六鬱に有用な方剤を作成しています。それが，この六鬱湯です。①気鬱には香附子・撫芎（川芎のこと）を，②湿鬱には蒼朮・茯苓を，③熱鬱には山栀子を，④痰鬱には半夏を，⑤血鬱には撫芎（川芎）を，⑥食鬱には砂仁・陳皮を用います。つまり，香附子・川芎・蒼朮などですべての六鬱を消し去るのです。また，王節齋（王綸）は「鬱が長期化すると病気を生じる。或いは，病気が長期化すると鬱を生じる」と，述べています。この言葉は重要です。

　予が，かつて，密かに，また，盧廉夫がいうには，「朱丹渓は『素問』に加えて下記に挙げる諸書を読み，精神を研ぎ澄ませて熟慮し，これら

の考えを統合して折衷する形の論を形成しています。その書物の内容とは，仲景の外感，東垣（とうえん）の内傷（ないしょう），戴人（張子和〈1156-1228〉）の攻撃，などであり，彼らの業績内容を自由自在に，そして，公平に，必要なときには適時に引用しています。なおかつ，その医術を容易に施し，理解しやすく，とにかく，容易で簡単に示すのです。内容には気虚・血虚・痰・火の論が頻回に登場します。つまり，四君子湯・四物湯・二陳湯，これら3つの補剤治療とそのバリエーションです。『腹を剖（さ）くの神，腸を滌（そそ）ぐの妙』，これらなくして，人知を越えた不思議，つまり，神妙は手に入りません。しかし，入手したその神妙はシンプルで簡素，つまり，『易簡（いかん）』の中にあるのです。さらに，高い徳を備えた『至人（しじん）』というのは，その智恵を他人に与えずにはいられないのです」と。予は小児の頃から，この言葉に奮起して，劉宗の序，玉機虞花渓（虞搏〈1468-1516〉のこと）の『医学正伝』，王節齋（王綸）の『明医雑著』などの書を読み始めました。しかし，これらの智恵を得る頃にはもう壮年となっておりました。予なりに，朱丹渓・李東垣・謙甫・滑寿（滑氏）など数十人の医案を混合させ，様々な方剤を長期間かけて病気に試すことで，はじめて朱丹渓の智恵に似たようなものまでは得ました。ただ，自分の頑愚（がんぐ）（頑固で道理にくらいこと）・懶惰（らんだ）（なまけて，仕事などをなおざりにすること）などに腹立たしさを感じ，崩れて，最終的に予には完成に至らず，不可能に終わりました。しかし，後学のために，予が得た先学の大法を挙げます。すなわち，①痰には二陳湯，②気には四君子湯，③血には四物湯，④火には黄連解毒湯，⑤鬱には六鬱湯，⑥食には平胃散，この6つだけでよいのです。願わくは，読者の皆さまもこれら6方の薬理を極めて，知恵を絞り，時には「易簡の中に神妙がある」ということを思い出していただきたい。

　【千福の註：上記の理由で『医方口訣集』の1から6までは重要と考えて，エキス製剤にない処方も含めて略さずに記載しました。ここから先はエキス製剤になくて重要でない処方があります。それらは略していきます】

葛花解醒湯
かっ か かい せい とう

【POINT】酒飲みの病気に有用です。

【組成】葛花・砂仁・白豆蔲・木香・陳皮（去白）・人参・茯苓（各五分），神麴（炒）・白朮（炒）・乾生姜・青皮（去穰炒）・沢瀉（各二分）。

【解説】『医方考』によれば，葛花の寒は「酒の飲み過ぎ」，つまり，「中酒」による毒をよく解し，茯苓・沢瀉の淡は中酒の湿をよく体外へ排出し，砂仁・白豆蔲・木香・青皮・陳皮の辛は飲食による食滞をよく行らし，生姜は胃を開き，嘔気を止める目的で使用し，神麴は炙膩（炙った脂肪分の多い食品）を消化する目的で使用し，人参・白朮・甘草は傷害された胃腸を修復する目的で使用します。

　予が考えるのに，酒色を貪り病気となる患者は次から次へと来院します。このため過去の多くの医師は，それぞれに工夫してカルテに次のように記載しています。「患者は生来において酒を嗜み，……」「患者は元来，色を好むタイプであり，……」。漢方を勉強する読者には，この記載の意味を理解してもらいたい。つまり，患者は単純に飲酒の人であって，他に病気のない患者に本剤を用いているということです。たとえば，「気虚・血虚・痰あり・火あり」の証があって酒毒を併存する患者は，本書でこれまでに登場した「四君子湯・四物湯・二陳湯・黄連解毒湯」の諸方を主体にして，乾葛（葛根のこと）・木通・神麴・縮砂（砂仁のこと）・蒼朮・沢瀉などの生薬を加えるというのが朱丹渓の本意です。もし，気虚が超重症であって，乾葛・木通などの疎利淡浸の生薬を用い

ることができないならば，枸杞子（地骨皮のこと）を単味で用いるのが適当です。この枸杞子という補益剤は酒毒をよく解します。また，もし，酒毒が長期に存在し鬱熱が激しいときは，必ず痰があります。この状態を「酒痰」といい，この場合は，括楼実・青黛・貝母・海石（軽石のこと）などの生薬以外では治療することができません。朱丹渓の症例報告によれば，本項の葛花解醒湯では酒痰の治療はできないようです。

生 脈 散
しょうみゃくさん

【POINT】暑さが原因の，卒倒・目のくらみ・失神に本剤は有用です。

【組成】人参・麦門冬（去心）・五味子（炒等分）。
にんじん　ばくもんどう　　ごみし

【解説】『医方考』によれば，生来，「陰」が少ない，陰虚の人は「陽」が独裁政治のように，独りで身体を治めることになります（『素問』逆調論篇第三十四）。また，暑さに遭遇すると，「陽」は亢りやすくなり，こ
たかぶれに加えて飢困・労倦といった状態になると「陰」はますます欠けていきます。このゆえに，卒倒して，めまい・失神を生じるわけです。つまり，陰虚の状態にあって，陽だけが脱け出そうとしているのです。また，暑邪が虚の弱点につけ込んで，陰陽が調和していなければならない「神
しょじゃ　　　　　　　　　　　　　　　　　　　　　　　　　　　　　　　　　しん明の腑（中枢神経系）」（『素問』陰陽応象大論篇第五）を傷害することにもな
めいるのです。

したがって，人参を用いて元気を増やして，陽がひとりで脱出しようとするところを固めます。麦門冬の清は，弱っている肺を扶けるために
たす使用する生薬です。五味子の酸は，その脱出しようとする真（「陽」のことか？）を歛るために配合されています。
あつめ

予が要約すると，「本剤は元来に陰虚のある人が猛暑に遭遇し，飢困・労倦・昏絶という状況になった際に有用です」。

【予の口訣（4）】

❶生来が短気で，精神が乏しい患者には，他剤に本方を追加します。

❷肺金が心火に「克つ（強力なパワー）」を被むって（火克金），脱水状
か　　　　　　　　　　　　　　　　　か こくきん

態となり，気も血も虚したとき，或いは，喘息・咳嗽する患者に，他剤に本方を追加します。

❸ ❷の病態に似ているのですが，真水がなくなり，邪火が旺盛となるときに用います。つまり，その水が生じる源を滋（潤）する必要があるときです。肺（金）は腎（水）の源だからです（金生水_{きんせいすい}）。

❹夏の猛暑のときに，老人で虚弱な方に，1日に1，2服してもらい，精神を固くします。下肢の筋力が弱い方では，これに黄柏を加えます。

これまでの二方，つまり，葛花解醒湯と生脈散は諸病において，適時に自由自在に変化させて使用します。つまり，日常によく用いる薬剤です。

【千福の註：清暑益気湯のベースは生脈散です。口訣❹の黄柏も入っています。上 -49 の清暑益気湯を参照してください】

りっくんしとう
六君子湯

〔43〕六君子湯　効能と証

出典：『万病回春』

■効能又は効果

　胃腸の弱いもので，食欲がなく，みぞおちがつかえ，疲れやすく，貧血性で手足が冷えやすいものの次の諸症：

　胃炎，胃アトニー，胃下垂，消化不良，食欲不振，胃痛，嘔吐

＜証に関わる情報＞　使用目標＝証

　比較的体力の低下した人が胃腸機能が低下して，食欲不振，心窩部の膨満感などを訴える場合に用いる。

　1）全身倦怠感，手足の冷えなどを伴う場合。

　2）腹壁の緊張が弱く，心窩部に振水音を認める場合。

【POINT】気虚で，かつ，痰がある病態に，消化吸収能である脾胃が衰弱して，消化管粘膜の浮腫状態である「湿」があるときに有用です。

【組成】人参・白朮・茯苓・陳皮・半夏（各等分），甘草（減少）。

〔43〕六君子湯　組成			
蒼朮	4	大棗	2
人参	4	陳皮	2
半夏	4	甘草	1
茯苓	4	生姜	0.5

【解説】予の考えでは，気虚が重症で痰気が併存するときは，四君子湯

をメインにして二陳湯を加えます。逆に，痰気が重症で気虚が併存するときは，二陳湯をメインとして四君子湯を加えます。その病状の軽重を量って，薬の多寡を決定するわけです。名医たちは，まるで権衡（天秤）を使うかのように試行錯誤しますが，庸医（藪医者）はこの決定を瞬間にしてしまいます。これは謹んでいただきたい。【千福の註：この書き方が長沢道寿の面白さだと思っています。教育者として最高です。さて，現代のわれわれ庸医は，functional dyspepsia という病名で瞬間に六君子湯を処方することが多いです。そして，効果が不十分なときは中止してしまいます。しかし，今後は試行錯誤して，四君子湯を full dose，二陳湯を２/３に減量するなどの作戦に挑戦するつもりです】

　脾胃が衰弱して，湿がある患者に淡浸の薬剤を用いると，虚となって湿の移動を妨げることになります。だからといって，補益の薬剤を用いても湿が流れません。そういうときに本剤が有用なのです。まとめますと，四君子湯の甘温によって脾を補い，二陳湯の辛温によって湿を燥かすということになります。

【予の口訣（４）】

❶一般的に諸病において，誤薬したり，治療でわけがわからなったりの状態になり，食欲低下など，「脾胃が調和していない」場合には，先ず本剤を投与してみます。或いは，炮姜・木香を加えたり，附子・肉桂を加えたりで，脾胃をしっかりとした状態にして，その後に補中益気湯・調中益気湯などを，その特徴に従って投与します。これは薛立斎（薛己〈1486?-1558〉の別名）の方法です。

❷虚弱の方が突然にカゼ症状を呈し，冷え症のあるとき。①補中益気湯などを用いると，補剤としての作用が強すぎる。②逆に，九味羌活湯などを用いると瀉剤としての作用に偏ってしまう。この①②のようなときに，本剤を用いて，少し発表の薬剤を加えるとよいです。これは朱丹渓の方法です。

❸大人・小児が「虚」の状態で，嘔吐・下痢をするときには，必ずこれを投与します。程仁甫によれば，「日常臨床で小児の吐瀉（嘔吐と下痢）の病気を本剤で治してみて，捷効（速効）が得られることを何度も経験しています」と。

　次に，寒熱について説明する必要があります。夏の熱性疾患であるならば，必ず，六君子湯を使用して，これに姜連（生姜・黄連）を加え，少量の藿香・白豆蔻の類を用いて，徐々にこれを服用させます。急いで服用させるのはだめです。頓服【千福の註：この頓服は現代語の「症状に応じて服用する」ということではなく，「素早く。一気に服用する」という意味と考えます】すると，結局，収まりません。一方，寒い季節であれば，六君子湯に，乾姜・砂仁・藿香・白豆蔻の類を加えます。また，傷食（食あたり）・吐瀉（嘔吐と下痢）のある場合は，投与開始に麦芽・山査子を加えます。これの一，二剤で，効果がみられるはずです。しかし，効果がない場合には，「慢驚（慢性脳膜炎，脳脊髄膜炎）」を発して死亡することをしばしば経験します。皆さまも試してみてください。

❹予が思うに，小児の諸疾患で，剛剤（麻黄剤のような処方か？）を服用して慢驚（慢性脳膜炎，脳脊髄膜炎）となる患児には，本剤に附子を加えることで奏効することが多いです。また，胎前・産後・病後に吐瀉のある患者には，必ず六君子湯を使用します。これも薛立齋（薛己）の方法です。

新増　本剤に香附子・砂仁・藿香各一銭を加えて，香砂六君子湯と命名します。漢方医学にいう脾胃が虚弱となって，胃もたれ・痰気が併存して，食欲不振，嘔吐・悪心，下痢後の脾胃が不調，カゼ・インフルエンザなどの病後の微熱，咳嗽が止まらないなど，気力が弱い患者のすべてに本剤は有用です。【千福の註：エキス剤では六君子湯と香蘇散を併用すると，香砂六君子湯に近似したものとなります。香蘇散は2包/日（分2）でも効果があります】

（上-10）

八物湯
（はち もつ とう）

（八珍湯）
（はっ ちん とう）

【POINT】「気血両虚（きけつりょうきょ）」の状態に，本剤は有用です。【千福の註：十全大補湯の前段階になる方剤です。四君子湯＋四物湯でエキス剤によっても簡単に作れます。時には十全大補湯より有用で，特に，千福は「眩暈」の治療に頻用しています】

【組成】当帰（とうき）・川芎（せんきゅう）・白芍薬（びゃくしゃくやく）・熟地黄（じゅくじおう）・人参（にんじん）・白朮（びゃくじゅつ）・茯苓（ぶくりょう）（等分），甘草（かんぞう）（減少）。

【解説】予が思うに，「気血両虚」の証候は列挙すればきりがありません。随時に臨床診察で，この証候を覚えていくのがよい方法です。しかし，ここで少し用法のヒントとなることを初学者に教示します。一般的に，病気の日数が経っても治らない，或いは，治りかけても完治しないときに，とにかく本剤で気血を補うという方法があります。本剤の適応があり，発熱するときには牡丹皮・黄柏の類を加えます。逆に，寒冷のあるときには，肉桂（桂皮のこと）・生姜の類を加えます。さらに，虚が激しい状態では，必ず附子を加えます。また，産後の発熱・一過性の意識障害である「暈厥（うんけつ）」などの諸疾患に対して，補中益気湯の類を用いて「下陥（げ）の気（落ち込んだ脾気（かん））」を昇らせても改善がない場合も本剤が有用です。少し重複しますが，虚が激しかったり，冬の寒いときであったりすれば，産後であっても生姜・附子を加えます。言うまでもないですが，発熱が重症のときは苦めの乾姜を加えます。治療にしたがって，浮散の気を与えるのは，かつての名医たちの素晴らしい作戦です。どうしてこれが禁

忌となるでしょうか。【千福の註：長沢道寿の『増補能毒』には，乾姜の毒（禁忌）の項目に「熱病には乾姜を忌む」と記載があります】。朱丹渓は常に人参・白朮・当帰・川芎の4味を用いて，これに証を合わせて加減しています。つまり，この方法は八物湯の考え方と同じです。このほか，膿瘍・腫瘍といった「癰疽」・排膿・痘疹，病後の回復期，婦人科では不正出血・流産・無月経，また痩羸しての夜間発熱など，諸疾患に有用です。

十全大補湯
じゅう ぜん たい ほ とう

---

〔48〕十全大補湯　効能と証

出典：『和剤局方』

■効能又は効果

病後の体力低下，疲労倦怠，食欲不振，ねあせ，手足の冷え，貧血

＜証に関わる情報＞　使用目標＝証

病後，術後あるいは慢性疾患，高齢者の虚弱（フレイル）などで，疲労衰弱している場合に用いる。

1）全身倦怠感，食欲不振，顔色不良，皮膚枯燥，貧血などを伴うことが多い。

2）盗汗，口内乾燥感などを伴う場合。

【POINT】気・血が虚して，冷える患者。下焦（げしょう）の元気が衰える患者に，本剤は有用です。

【組成】当帰（とうき）・川芎（せんきゅう）・白芍薬（びゃくしゃくやく）・熟地黄（じゅくじおう）・人参（にんじん）・白朮（びゃくじゅつ）・茯苓（ぶくりょう）・甘草（かんぞう）・黄耆（おうぎ）（各等分），肉桂（にっけい）（少し許（ばか）り）。

〔48〕十全大補湯　組成			
黄耆	3	蒼朮	3
桂皮	3	当帰	3
地黄	3	人参	3
芍薬	3	茯苓	3
川芎	3	甘草	1.5

【予の口訣（4）】

❶薛立斎（薛己〈1486?-1558〉）によれば，一般的に，元気の素が弱く，或いは，日常生活の乱れに因って，或いは，飲食労倦（不摂生＋過度の労働）に因って，或いは，用心太過（too much worry）に因って，遺精・白濁・自汗・盗汗を発症し，或いは，内熱・晡熱（fever at evening）・潮熱・発熱，或いは，口乾きて口渇となり，咽喉痛・舌裂，或いは，胸乳膨脹・脇筋痛が出現，或いは，頭頸が時に痛み・眩暈・目花（filmy eyes），或いは，心神寧からず，或いは，不眠，或いは，血尿・排尿痛で茎中（penis）に疼痛があるとき，或いは，便溺に余滴がある，臍腹陰の冷え，或いは，形容充たらず，肢体寒を畏れる，或いは，鼻息が急促（tachypnea），或いは，さらに一切の熱証で，皆，その原因には，不定の虚火がある。上記のような症状に対し，本剤を服用して根本を治療すれば，これらの症状は自然に終息します。

愚が按ずるに，俗医（ordinary doctor）は前証をみると様々な診断名を付けます。たとえば，腎虚と診断して四物湯黄柏知母を用いたり，痰火と診断して二陳湯で痰を導いて芩連（黄芩＋黄連）を用いたり，肝熱と診断して小柴胡湯・竜胆・山梔子を用いたり，風虚と診断して天麻・半夏・姜蚕の類を用いたり，或いは淋病と診断して沢瀉・猪苓・木通の類を用いたり，或いは寒積と診断し，或いは熱脹と診断し，或いは鬱気と診断して姜附湯・三和散・流気飲などの類を用いたりしますが，いずれも救わざるに至ります。病者もまた，姑息を喜んで快気の薬を求めます。補益の剤を拒みます。また，知識のない者には補剤を処方することができません。心の中で，このことを深く考えるのがよろしいです。

❷産褥期の労瘵（tuberculosis），蜂窩織炎，膿瘍の自潰後などに悪い徴候がいろいろ出現する場合。この他，痘疹が淡白にして泡だたず，膿瘡の毒により硬くして熱感をもつ腫瘤（lymph adenitis）など，これらすべてに本剤を用います。

❸一切の虚証に，誤って苦寒薬を内服させてしまい，壊証がいろいろ

と出現したときに，六君子湯・補中益気湯の類を投じても改善がない場合に，本剤を用いて，これに姜・附（生姜・附子）の類を加えます。

❹冬季の厳寒において，老人・虚人は薄めに本剤を煎じて，月に１～２服すれば，養生の助けとなります。

補中益気湯
ほ ちゅう えっ き とう

---

〔41〕補中益気湯　効能と証

出典：『内外傷弁惑論』

■効能又は効果

消化機能が衰え，四肢倦怠感著しい虚弱体質者の次の諸症：

夏やせ，病後の体力増強，結核症，食欲不振，胃下垂，感冒，痔，

脱肛，子宮下垂，陰萎，半身不随，多汗症

＜証に関わる情報＞　使用目標＝証

比較的体力の低下した人が，全身倦怠感，食欲不振などを訴える
場合に用いる。

1）虚弱体質，結核症などの慢性疾患で上記症状を呈する場合。

2）術後，病後，産後，高齢者の虚弱（フレイル）などで衰弱し
　ている場合。

3）咳嗽，微熱，盗汗，動悸などを伴う場合。

【POINT】「内傷（後述）」の諸証，並びに諸病で，陽気が下陥するときは，
本剤が第一選択剤です。

【組成】黄耆（一銭五分），人参・甘草（各一銭），陳皮（去白）・白朮・当帰・
柴胡（各五分），升麻（三分）。

〔41〕補中益気湯　組成			
黄耆	4	大棗	2
蒼朮	4	陳皮	2
人参	4	甘草	1.5
当帰	3	升麻	1
柴胡	2	生姜	0.5

【解説】愚が案ずるに，「内傷」とは飲食・労倦（overwork）により脾胃（digestion and absorption）を傷害することです。飲食によって，飢えたり，満腹したりして胃を傷害すると，気短かく（impatient, dyspnea）・精神少なく（decreased motivation）して，大熱を生ずることがあり，顕火（けんか）が上行して，顔面が赤くなります。『黄帝内経』には面熱するのは足の陽明（胃）経であるとの記載があります。また，肉体疲労のときは，消化吸収が低下。その結果，横臥を好んで，四肢脱力し，さらに下痢・食欲不振などの消化器症状が生じ，悪循環となります。この消化器症状と疲労倦怠の併存は補中益気湯による治療が主体です。

【予の口訣（6）】

❶もちろん，「内傷」の状態に用います。ただし，頭痛・悪寒・発熱・寒熱往来・身痛・口乾などの「外感（感染症）（がいかん）」に似た症状がみられたときで，診察すると，「内傷」，すなわち，不足の症候がみられるときにも本剤を用います。

❷稟受（ひんじゅ）（＝元来），虚弱な人が内傷に外感を併発した場合に用います。

 a)「内傷」が主体ならば，本剤と傷寒の薬剤を併用します。外感の薬剤は六経弁証に応じて選択します。

 b)「外感」が主体ならば，外感の薬剤を先行させ，投与後に本剤を使用します。

❸元来，壮実な人が，すでに汗・吐・下などの方法で瀉（しゃ）しても，改善

しない場合に本剤が有用です。この状態になるのは，邪によって正気が
盡<ことごと>く病んでいるからです。

❹瘧<おこり>（マラリアなどの慢性熱性疾患）が長期に治癒しないときに，必ず本
剤を投与します。思うに，病気が長期化するときは，気血が虚（decrease）
して邪気が深く入ります。そこで，人参・白朮・当帰・黄耆で気血を補
います。升麻・柴胡は発陥して邪を昇らせます。陳皮は痰を行らす目的
で配合されています。そのほか，瀉痢<しゃり>・咳嗽<がいそう>などの疾患で陽気が下陥す
るときは，すべて本剤を用います。

❺四肢の痿弱（motor disturbance）・筋力低下・痙攣・疼痛・半身不遂・
ムズムズ感がある場合に用います。これらの症状の多くは脾胃の虚に原
因があります。治療として，中風<ちゅうふう>（apoplexy）の症候と考えて，通常は，
二陳湯・四物湯などの排風・順気の類を与えます。しかし，脈証を察し
て，補中益気湯を用いることもあります。

❻日晡<じっぽ>（at evening）【千福の註：現代の漢字では「晡」，にちへん，です】
に発熱・排尿障害・便秘・口乾・自汗・盗汗する場合は陰血虚に原因が
あると考えます。特に，この病態のときは，本剤と八味地黄丸との併用
にします。或いは，補中益気湯の中に八味地黄丸を同時に合して煎じ，
これを服用させるのがよいです。

【解説】上記のようなことをいちいち挙げて，その全貌を記述すること
はできません。そこで，以下にこの方が立てられた本旨を示します。

ひとたび，脾胃が虚すと，肺気が先ず完全にダメになります。黄耆に
よって皮毛を立て直し，腠理<そうり>を閉めて発汗しないようにします。また，
肺の障害があるため上喘（cough）・気短（dyspnea）によって元気を損ない
ますが，これは人参によって補います。さらに，心火が脾に乗じるので，
炙甘草の甘温によって火熱を瀉して，脾胃の中にある元気を補います。
もし，脾胃が急痛したり，腹中が急縮したりするときは，この炙甘草を
多いめに用いるとよいです。この黄耆・人参・炙甘草の3味は湿熱・煩

熱を除くための聖薬です。白朮は苦甘温の性味で胃中の熱を除き，腰臍間の血を利らします。升麻・柴胡は苦く平，そして，味の薄き生薬です。これらは胃中の清気を昇らせます。また，引いては，黄耆・甘草の甘温の気味を上昇させて，よく衛気の散解を補い，その表を実します。また，帯脈の縮急を緩くします。当帰によって血脈を和し，橘紅（＝陳皮）は胸中の気を理します。また，陽気の上昇をよく助けて，これによって滞気を発散します。また，諸々の甘辛の生薬を助けるために用います。或いは，本剤に少量の黄柏を加えて，これで腎水を救って陰中の伏火を瀉すこともあります。表熱の患者は1～2回の服用によって気が調和して，微汗して治ります。

【加減の法（16）】

❶もし，嗌（throat）が乾くのであれば，乾葛（＝葛根）を加えます。

❷もし，身刺し痛むのであれば，それは，血が渋か不足かであり，当帰を加えること。

❸もし，精神短小であれば，人参・五味子を加えます。

❹もし，頭痛があれば，蔓荊子を加えます。

❺痛みが甚だしきときには川芎を加えます。

❻項痛・脳痛には藁本・細辛を加えます。

❼痰があるときには半夏・生姜を加えます。

❽もし，咳嗽が夏であれば，五味子・麦門冬を加え，秋冬ならば麻黄・佛耳草・款冬花を加えます。

❾長期に持続する嗽，或いは，肺中に伏火があるときには人参を去ります。

❿もし，食が下らない，乃ち，胸中に塞がある，或いは，気が渋滞するときには青皮・木香・陳皮を加えます。これが，寒月ならば，さらに益智・草豆蔻を加えます。夏はさらに黄芩・黄連を加え，秋は檳榔子・砂仁を加えます。

❶もし，心下痞悶があれば芍薬・黄連を加えます。

❷もし，腹脹があれば，枳実・木香・砂仁・厚朴を加えます。天候が寒ければ，桂心（桂枝）を加え，夏ならば黄芩・甘草・芍薬を，冬ならば半夏・益智・草豆蔲を加えます。

❸もし，腹脇（ふくきょう）が痛む，或いは，縮急するときは柴胡・甘草を加えます。

❹もし，臍腹（さいふく）が痛むならば，熟地黄を加えます。それでも，止まないときは寒なので，肉桂を加えます。

❺もし，大便が秘渋ならば，当帰・大黄を加えます。

❻もし，脚が軟で力が乏（とぼ）しく，或いは，痛むときには黄柏を加えます。これでも，已（や）まないときは，さらに防已を加えます。

人参養栄湯
にん じん よう えい とう

---

〔108〕人参養栄湯　効能と証

出典：『和剤局方』

■効能又は効果

病後の体力低下，疲労倦怠，食欲不振，ねあせ，手足の冷え，貧血

＜証に関わる情報＞　使用目標＝証

病後・術後あるいは慢性疾患，高齢者の虚弱（フレイル）などで疲労衰弱している場合に用いる。

1）全身倦怠感，顔色不良，食欲不振などを伴うことが多い。
2）慢性疾患で，微熱，悪寒，咳嗽などを伴う場合。

【POINT】気・血が両方とも虚して，心室が衰えるときに有用です。

【組成】人参・黄耆・陳皮・白芍薬・当帰・甘草・白茯苓・五味子・遠志・白朮・桂心・熟地黄。

〔108〕人参養栄湯　組成

地黄	4	遠志	2
当帰	4	芍薬	2
白朮	4	陳皮	2
茯苓	4	黄耆	1.5
人参	3	甘草	1
桂皮	2.5	五味子	1

【解説】予が考えるに，本剤は十全大補湯に五味子・遠志を加えた薬方です【千福の註：正確には，これに陳皮を加えて，川芎を除いています】。大病の後に気力がなくなり，精神が恍惚とした状態で，顔面が蒼白，そして，漢方用語でいう「喜忘（健忘状態）」や「喜臥（すぐに横になる）」の病態に本剤は有用です。

　『医方考』によると，「脈極」とは，恍惚とした状態となって，喜んでものを忘れ，顔色が少なく，眉や髪の毛が脱落する状態と記載があります。本剤はこの「脈極」に有用ということになります。脈は血の腑です。つまり，脈極とは血脈が「空虚の極み」という考えでしょう。つまり，失血・貧血によって生じる現象です。また，心は血脈を支配しているため，脈がほとんどないような状態では，血によって「心」を養うことが不可能となります。「心」には大きく，現代医学の Brain と Heart の意味がありますが，Brain のほうで考えると，恍惚として喜忘することになります。また，栄血（Blood）が，あり余るほどのときは，人間の顔色はツヤツヤと顔色良好ですが，不足して anemia となると顔色不良となります。眉や髪は，「血」によって栄養されているとの考えから，栄血不足になると眉・髪が脱落するのです。

　人参・黄耆・白朮・茯苓・甘草・陳皮の 6 剤は補気の生薬です。栄血が不足している状態に対して，気を補うという方法をとるのは，「大易（『易経』?）」の教えによるもので，「陰（＝血＋水，特に血）は陽（＝気）より生ずる（陰生於陽）」の考えです。また，陰は五臓によっても生じます。そこで，当帰により脾を潤し，芍薬で肝を調え，熟地黄で腎を育て，五味子で肺を強くし，遠志で心を寧らかにします。これらの作用によって，五臓が調和し陰である血は自然と発生します。桂皮は性が辛熱です。熱は心に入って火を益し，一方，辛は経に入って血を増やします。また，Heart である「心」は生脈の源であり，この力で諸薬を心に引き込み，この脈によっても栄血は養われます。

上の2剤について，予は「解して（これを理解して）」用いていますが，今の偉そうな医師は人を「俾して（にらみつけて）」常に本剤を服用させています。漢方学習者の諸君，この違いを考えなさいよ。【千福の註：解して，俾しての音合わせによる，だじゃれ，だと思います。楽しい教育者です】

（上 -21）

帰脾湯
（き ひ とう）

---

〔65〕帰脾湯　効能と証

出典：『済生方』

■効能又は効果

　虚弱体質で血色の悪い人の次の諸症：

　貧血，不眠症

＜証に関わる情報＞　使用目標＝証

　体質虚弱な人が，顔色が悪く，貧血気味で，精神不安，心悸亢進，
不眠などの精神症状を訴える場合に用いる。

　1）下血，吐血などを伴う場合。

　2）盗汗，全身倦怠感，食欲不振などを伴う場合。

【POINT】思い悩むことで「脾」の傷害が生じ，貧血傾向となって「血」
が妄りに行る影響で，下血・吐衄（hematemesis, nasal bleeding）などを生じ
たり，心が虚して怔忡（severe palpitation）・驚悸（palpitation at surprise）・喜忘
（amnesia）したり，という状態に有用です。

【組成】人参・黄耆・白朮・白茯苓・竜眼肉・酸棗仁（各二銭），遠志（一
銭），木香・当帰・甘草（各五分）。

〔65〕帰脾湯　組成			
黄耆	3	遠志	2
酸棗仁	3	大棗	2

人参	3	当帰	2
白朮	3	甘草	1
茯苓	3	生姜	1
竜眼肉	3	木香	1

【解説】愚が按ずるに，「脾」は意を臓しているため，思慮しすぎると脾を損傷してしまいます。この「脾」というものは臓腑の大本（おおもと）であって，栄養と免疫を支配しています。『霊枢』（九鍼十二原篇第一）によれば，「脾は（陰中の）至陰なり」とあります。したがって，血を支配することにもなります。そこで，「脾が損傷されるときは血を保持することができない」という言葉になるのです。

【予の口訣（3）】

❶志が高く，ものを深く考えすぎる傾向にある患者で，「面色萎黄（いおう）」といわれる顔色の悪い状態にあり，出血性腸炎などの「腸風（ちょうふう）」，すなわち，下血のある状態に本剤を投与します。

❷相生（そうせい）の考えによると，「心脾」は「母子」の関係になります。子である「脾」が病むと，やがて，母である「心」も病んでしまうことになります。つまり，初期に消化器障害である「脾」が損傷されると，次第にBrainとHeartの働きがある「心」に伝わって，健忘（amnesia）・怔仲（激しい心悸亢進）（せいちゅう）となる場合に本剤を用います。

❸諸種の疾患において，誤薬のために胃腸を障害したときは，まず六君子湯を用いて脾をしっかりとさせ，次に補中益気湯の陽を助ける効力を用います。しかし，それでも治らないときには気血が安定した状態とはなりません。このときに本剤を必ず用います。

『医方考』や『黄帝内経』によれば，五味が口から入るとあり，「甘」はその後，まず脾に入ります。人参・黄耆・茯苓・朮・甘草の5剤の味は

すべて「甘」です。したがって，これらで脾を補うことが可能です。さらに，虚するときは，先述したように，その「母」である「心」を補います。すなわち，竜眼肉・酸棗仁・遠志の3剤で「心」を養います。「脾気」というものは「快」を喜ぶので木香を用います。また，脾は亡血（anemia）を苦むので当帰を用います。

　（新増）本方に柴胡・牡丹皮・山梔子を加えて「〔137〕**加味帰脾湯**」と命名されます。心脾が虚耗（すり減ること）して，怔忡（激しい動悸）・驚悸（驚きによる心悸亢進）・健忘（amnesia）・夢遺（nocturnal emission）・不寝（insomnia）などの症状があって，虚熱（脱水・貧血などの陰虚で熱の出ること）を合併するときには，これより使用します。【千福の註：帰脾湯は温薬と平薬だけで構成されています。加味帰脾湯とするために追加された，柴胡・山梔子・牡丹皮はすべて寒薬です。虚熱に有用な理由の一つと考えます】

---

〔137〕加味帰脾湯　効能と証

出典：『済世全書』

■効能又は効果
　虚弱体質で血色の悪い人の次の諸症：
　貧血，不眠症，精神不安，神経症

＜証に関わる情報＞　使用目標＝証
　体質虚弱な人が，顔色が悪く貧血気味で，精神不安，心悸亢進，不眠などの精神神経症状を訴え，微熱のある場合に用いる。
　1）下血，吐血，鼻出血などを伴う場合。
　2）盗汗，全身倦怠感，食欲不振などを伴う場合。

加味逍遙散
かみしょうようさん

---

〔24〕加味逍遙散　効能と証

出典：『和剤局方』

■効能又は効果

体質虚弱な婦人で肩がこり，疲れやすく，精神不安などの精神神経症状，ときに便秘の傾向のある次の諸症：

冷え症，虚弱体質，月経不順，月経困難，更年期障害，血の道症

＜証に関わる情報＞　使用目標＝証

比較的虚弱な人で疲労しやすく，精神不安，不眠，イライラなどの精神神経症状を訴える場合に用いる。

1）肩こり，頭痛，めまい，上半身の灼熱感，発作性の発汗などを伴う場合。

2）心窩部・季肋部に軽度の抵抗・圧痛のある場合。（胸脇苦満）

3）性周期に関連して上記精神神経症状を訴える場合。

【POINT】肝経の血が少なき者，脾胃が虚労して肝が火動する者に有用です。

【組成】当帰・白芍薬・白朮・柴胡・茯神・甘草（各一銭），牡丹皮・山梔子（各六分）。

〔24〕加味逍遙散　組成			
柴胡	3	山梔子	2
芍薬	3	牡丹皮	2

蒼朮	3	甘草	1.5
当帰	3	生姜	1
茯苓	3	薄荷	1

【解説】口訣によれば，人が元気のある「壮」の状態において，怒りによって，発熱・寒熱往来（かんねつおうらい）・脇腹痛・眩暈・月経不順などの症状があるときは，小柴胡湯が第一選択剤です。一方，人が元気のない「虚」の状態において，前証のあるときは，必ずこの加味逍遙散を用います。肝の火を瀉して，厥陰（けっちん）の血を潤します。

　本剤は，元気のない「虚」の患者に使用する方剤ですが，決して補剤ではありません。したがって，本剤は，もうすでに補中益気湯や八珍湯を使用している患者か，或いは，消化機能である「脾土」が虚し，精神的なイライラである「肝木」が賊（そこ）なわれているような弱者の場合は，先に補中益気湯や八珍湯を用いた後の状態で本剤の加味逍遙散を用います。

　『医方考』によれば，配合されている柴胡は昇らせる働きがあるので，逆に下降しているものを治します。芍薬は収める働きがあり，過剰となっている反応を正していきます。牡丹皮・山梔子は不要なものを体外に排出させてくれます。つまり過剰に強いところに抑制をかけます。ところで，相克の関係である「木乗土」によって，木（肝）が盛んなときに土（脾）は衰えます。白朮・甘草はその土（脾）が負けそうになるのを助けます。「肝」が傷害されると「血」が病みます。その血を養うために当帰が配合されています。また，木（肝）が過剰に反応するときは火（心）が燥（かわ）くのですが，茯神【千福の註：茯苓とほぼ同じ，中に芯のあるものが茯神，『増補能毒』の解説による】はその心を寧（やす）らかにするために配合されています。

独参湯
どく じん とう

【POINT】陰虚・陽暴絶して【千福の註：にわかに陽がなくなること？】
げんふ
眩仆（dizzy collapse）となる状態に有用です。【千福の註：出血性であれ，
アナフィラキシーであれ，ショック状態の緊急治療剤ということになる
かと考えます】

【組成】人参（二両），水（一升）を半升に煎じて，温服します。
にんじん

【解説】愚が按ずるに，陰虚・陽暴絶とは，下血・吐血・衄血（nasal
bleeding）・泄痢（diarrhea）・血崩（abnormal vaginal bleeding）・産後・産後眩暈
せつり   けつほう
などによるショック状態です。陽は陰に根づき，陰は陽に根づきます。
したがって，陰が極端に減少したときは，陽が依附（寄りかかる）する場
いふ
所がなくなって，暴絶（suddenly disappear）となります。このときにおいて，
滋陰の薬は，速やかに血を生じさせることはできません【千福の註：原
じいん
文は「豈能く速かに血を生ぜんや」。豈の反語構文】。この「人参」とい
あに
う沖和（「沖和」も同意：陰と陽が交わること）の生薬を用いることで，大本
ちゅうわ ちゅうわ   おおもと
を増加させて「血」を救おうとすると，自然に「血」が生じるのです。
畢竟，「『血』を脱するに『気』を益す」の法を使っているわけです。

【予の口訣（3）】

❶大量出血によって，陽が暴絶している状態。

❷真陽が虚脱して，脈診で微絶～絶無の所見に本剤を用います。

❸種々の病気で過まって峻薬（劇薬）を服薬させ，暴死（critical state：
あや   しゅんやく
shock）となった患者に，まず本剤を投与する。

有熱の状態では童便を加えます。痰ある者には竹瀝・姜汁を加えます。

　次のような質問があるかもしれません。「虚が重症の場合には附子を加え，参耆の効果を増強させる，という先哲（ancient wise doctor）の妙法（splendid method）があります。ここに挙げられた前証において，この「附子」を加えるというのはダメでしょうか？」　回答です。「次のような口訣があります『陰虚・陽暴絶する状態では，その根本である陰も陽も完全に尽きてしまっています。このときは，沖和の薬味を使用して，元（the original source）を固め，仮（temporary）の勇烈の気を悪み，その真を元へ戻そうとするのがよい』とあります。もし，根本（陰と陽）が未だ完全に尽きていない状態で，衛気が散解しているのであれば，ぜひとも附子を加えることによって，廃れかけている「陽」を何とか追反する必要があります」。【千福の註：これは次の参附湯の解説になっています】

```
（上 -24）
```

参 附 湯
じん ぶ とう

【POINT】霍乱（acute gastroenteritis）などの疾患で，真陽が不足状態となって，上気（肺気の上逆：のぼせ）・喘急（呼吸促迫）・自汗・盗汗・気短（呼吸促迫）・頭暈（vertigo, dizziness）の症状に有効です。

【組成】人参（二両），附子（三銭）。

【解説】愚が按ずるに，本剤は根本（陰と陽）がまだ完全に尽きた状態ではなく，衛気が散解するときの薬方です。（前記（上 -23）独参湯の解説を参照）

耆 附 湯
ぎ ぶ とう

【POINT】気虚・陽弱・自汗が止まらず，四肢倦怠などの症状に有用です。
ききょ ようじゃく じかん

【組成】黄耆・附子。
おうぎ ぶし

【予の口訣（2）】

❶暑熱にあたって大量の発汗が止まらず，悪寒・譫語（talking in delirium）
せんご
のある患者に本剤を用います。

❷誤って，発表の薬を用いて汗が止まらず，眩暈のある患者にこれを
げんうん
用います。

（上 -26）

理中湯
（りちゅうとう）

（人参湯）
（にんじんとう）

---

〔32〕人参湯　効能と証

出典：『傷寒論』『金匱要略』

■効能又は効果

体質虚弱の人，或いは虚弱により体力低下した人の次の諸症：
急性・慢性胃腸カタル，胃アトニー症，胃拡張，悪阻（つわり），
萎縮腎

＜証に関わる情報＞　使用目標＝証

比較的体力の低下した冷え症の人で，食欲不振，胃部停滞感，下
痢など胃腸機能が低下している場合に用いる。

1）胃腸虚弱，倦怠感，尿が希薄で量が多い，口中にうすい唾液
がたまるなどの症状を伴う場合。

2）腹部が軟弱無力で振水音のある場合。

【POINT】傷寒（しょうかん）（重症の急性熱性疾患）の太陰病期（たいいんびょう）にあって，嘔吐・下痢な
どの霍乱（かくらん）（acute gastroenteritis）の症状があるにもかかわらず，口渇を感じ
ない（without thirst）病態に本剤は有用です。

【組成】人参（にんじん）・白朮（びゃくじゅつ）・乾姜（かんきょう）・甘草（かんぞう）（各等分）。

〔32〕人参湯　組成			
乾姜	3	蒼朮	3
甘草	3	人参	3

【解説】愚が按ずるに，太陰病期の傷寒とは下痢をしているのに口渇を感じない状態で，これに悪寒・戦慄（せんりつ）・嘔吐・腹痛・腸溏（ちょうとう）（泥状便）などが併存します。これは，身体の内部に「真陰」（しんいん）（ここでの「真陰」とは，まさに「陰邪」（いんじゃ）のこと）があることを示します。ここで注意点を申します。霍乱・吐瀉・腹痛の症状までは同様なのですが，逆に口渇がある（with thirst）場合は「熱」（熱証）と考えて五苓散を用いるのです。つまり，口渇のない（without thirst）場合は「寒」（寒証）と考えて，本剤を選択することになります。

　ちなみに，本方に附子を加えて「附子理中湯」（ぶ し り ちゅうとう）と命名されます。「寒」が甚（はなは）だしく，危篤状態にある（原文：死を欲する）患者にこれを用います。

（上 -27）

しょうけんちゅうとう
小建中湯

---

〔99〕小建中湯　効能と証

出典：『傷寒論』『金匱要略』

■効能又は効果

体質虚弱で疲労しやすく，血色がすぐれず，腰痛，動悸，手足の
ほてり，冷え，頻尿および多尿などのいずれかを伴う次の諸症：
小児虚弱体質，疲労倦怠，神経質，慢性胃腸炎，小児夜尿症，夜
なき

＜証に関わる情報＞　使用目標＝証

体質虚弱の人で疲れやすく，腹部は腹壁の筋肉がうすく腹直筋の
緊張する場合に用いる。

1）腹痛を伴う場合。

2）心悸亢進，盗汗，四肢倦怠感などを伴う場合。

3）虚弱児童に頻用される。

【POINT】急性熱性疾患（傷寒）において，急激な腹痛（acute abdominal pain）
が生じる場合に有用です。

【組成】肉桂（桂皮と同じ）・生姜・甘草（各三銭），白芍薬（六銭），大棗（二
枚），膠飴（一合）。

〔99〕小建中湯　組成			
芍薬	6	甘草	2
桂皮	4	生姜	1
大棗	4	膠飴	（※）

※ツムラ小建中湯エキス剤 15 g 中には，上記の割合の混合生薬の乾燥エキス
　3.75 g と膠飴 10 g を含有する。

【解説】愚が按ずるに，傷寒（急性熱性疾患）において急激な腹痛を生じる患者は，元来，脾胃（消化器系）が虚弱なのです。逆にいうと，そのような脾胃が虚弱な人が「寒(邪)」に中るとこの症状が出現するのです。その理由は，邪（この場合は病変）が出現する部位というのは，その部で気が必ず虚しているからです。

【予の口訣（2）】

❶消化器の虚弱な人が「寒」の影響によって栄養・免疫が不調となったとき，腹痛があって脈診が虚細の所見のときは，傷寒（急性熱性疾患）でも雑病（急性でない様々な疾患）でも，どちらでも本剤を用います。

❷冬季の傷寒で，悪寒・発熱といった麻黄湯の証に合致した状態であるにもかかわらず，その脈診所見が尺中（最も近位側の橈骨動脈の拍動部位）で絶無〜微絶で，しかも，汗がすでに出ている場合は栄養状態が破綻していきます。そして，栄養状態が破綻すると「壊」【千福の註：壊病＝傷寒で治療法を誤り症状が悪化したもの】となってしまいます。そこで，まず小建中湯を投与して尺脈を充たし，その後に麻黄湯の類を用います。

　次のような質問があるかもしれません，「脾胃が虚弱であって，寒に中る患者には，いつもは理中湯（人参湯）によって治療しています。今，議論になっている小建中湯もまた，その適応があるわけですが，その区別はどうしたらよいですか？」　その答えは，「理中湯（人参湯）は脾胃の虚寒を治し，小建中湯は栄養と免疫の不調を調えます。したがって，

霍乱（かくらん）（acute gastroenteritis）で吐瀉（としゃ）（vomit）する場合は理中湯です。一方，裏急（りきゅう）（腹直筋の緊張）・悸（き）（palpitation）・衄（じく）（nasal bleeding）・腹痛・失精・四肢の怠（だる）い痛み・手足の灼熱感・咽の乾き・口の燥きなどの証【千福の註：これらは『金匱要略』の小建中湯にある条文が引用されています】に対しては小建中湯を使用します」。

　さらに，次の質問があるかもしれません。「嘔吐する患者には小建中湯を使用してはならないとありますが，なぜですか？」　その答えは「建中湯類はすべて甘い味【千福の註：膠飴が配合される】がするからです。したがって，腹痛があっても本剤は使用しません」。

　『医方考』によると，肉桂（桂皮と同じ）は辛熱で味は濃厚，これで裏（内臓）を建てなおします。芍薬の酸味は陰気を収めて脾を健（すこやか）にします。生姜の辛は寒邪を放散させて正を助けます。『黄帝内経』（『素問』臓気法時論篇第二十二）によれば，「脾の気を緩める必要があるときは，速やかに甘い物を食べることによって緩める（原文：脾欲緩。急食甘以緩之）」と，あります。したがって，甘草・大棗・膠飴を用いて急痛を緩和します。【千福の註：「嘔気・嘔吐」に甘い物は禁忌だが，「腹部の急痛」には甘い物が有用であるということ】

　なお，本方から生姜・膠飴・大棗を去って，黄耆を加えて「**黄耆建中湯**（おうぎけんちゅうとう）」と命名されます【千福の註：ツムラの黄耆建中湯（TJ-98）は生姜・膠飴・大棗を去らずに黄耆を小建中湯にそのまま加えています】。傷寒で発汗後，身体疼痛，脈遅弱（ちじゃく）の所見には，この薬剤を用います。本剤は傷寒以外の雑病にも良好な効果を示します。『医方考』にも，発汗後，身体疼痛があるものに本剤を使用するとあります。発汗が大量で，真気を消耗し，筋骨に栄養が行き渡らず，そのために身体疼痛が生じて，陽虚（ようきょ）の状態となります。これらが原因で脈診は遅となり，発汗後という理由で脈診は弱となります。これらが合わさり，脈遅弱の所見となります。

出典：『金匱要略』

■**効能又は効果**

身体虚弱で疲労しやすいものの次の諸症：

虚弱体質，病後の衰弱，ねあせ

＜証に関わる情報＞　使用目標＝証

体力の低下した人や高齢者の虚弱（フレイル）などで，疲労倦怠感が著しく，盗汗のある場合に用いる。

1）腹痛，食欲不振，息ぎれなどを伴う場合。

2）発疹，びらんなどの皮膚症状を伴う場合。

3）創傷治癒の遷延化や慢性化膿巣のある場合。

4）腹部は腹壁が薄く，腹直筋が緊張している場合。

〔98〕黄耆建中湯　組成			
芍薬	6	大棗	4
黄耆	4	甘草	2
桂皮	4	生姜	1

※ツムラ黄耆建中湯エキス剤 18 g 中には，上記の割合の混合生薬の乾燥エキス 4.75 g と膠飴 10 g を含有する。

四逆湯
しぎゃくとう

【POINT】急性疾患において。特に傷寒の太陰病期で，下痢して，口渇はなく（without thirst），「寒（寒邪）」が太陰・少陰・厥陰の三陰に中り，脈診で「沈細かつ遅」の所見がみられ，身体痛・四肢に厥逆（手足の末端から冷えること）がある状態に本剤は有用です。

【組成】甘草（二両），乾姜（半両），附子（一枚），煎じて涼服します。

【予の口訣（2）】

❶愚が按ずるに，上に記載した証を，一般に「陰証の傷寒」といいます。これの治療法には太陰・少陰・厥陰の3種類の違いがありますが，当初は至急に本剤を用いて患者を温補します。

❷夏季であっても重篤な寒邪が体内に入り，そのために，四肢が逆冷（＝厥冷）して，脈が絶して（Weak pulse），気息が微なる（Weak breathing）状態に本剤を用います。

『医方考』，ならびに，『黄帝内経』（『素問』至真要大論篇第七十四－8運気論）によれば「寒が内に淫す，治するに『甘熱』を以す」とあります。そこで，上記の症状に対して，甘味の甘草に，乾姜・附子といった太熱（強力な温薬）の薬剤を用いることで，陽気を発して寒邪を去ります。経（気血の通り道である経絡の略称）や肌（肌肉：subcutaneous tissue and muscle）がよく温まり，四逆を元通りにします。そこで，本剤は「四逆に『湯』を付け」命名されています。

ところで，必ず涼服とあることについて解説します。『黄帝内経』（『素

問』五常政大論篇第七十）によれば，「寒を治療するときに，<u>熱薬を冷まして，</u>その薬剤を投与するのだ」とあります（『素問』の原文：<u>治熱以寒，温而行之，</u><u>治寒以熱，涼而行之</u>）。このようにしないで服用すると，戴陽（真寒仮熱の病証の１つで，身体の下部は真寒，上部は仮熱の症候を現す）の状態では，かえって上焦の乾燥を増してしまい，耳・目・口・鼻から出血することがあります。本剤の使用が難しいところです。

　ついでながら，愚が按ずるに，「熱薬を冷ましてから投与する，寒薬を熱してから投与する」という言葉ですが，どんな薬剤もこれに倣って使用してください。先哲（ancient big doctor）は常にこうしています。

姜附湯
（きょう ぶ とう）

　房後（ぼうご）（after sexual intercourse）に寒毒（かんどく）に中（あた）ったり，霍乱（かくらん）（acute gastroenteritis），転筋（てんきん）（calf cramp），手足の厥冷（けつれい），嘔（おう）（nausea）が強い，といった状態に有用です。

【組成】 生姜（しょうきょう）（一両），附子（ぶし）（一個生用）

【解説】 愚が按ずるに，「腎」は人体においては「陰（いん）」の臓です。「寒」は天地においては「陰（かん）」の気です。「同類は相求む」と申します。したがって，腎虚（じんきょ）すると，寒毒（かんどく）が入りやすくなります。そして，その両寒が相搏（そうはく）（競合）して，その証を転逆してしまいます。一身沈重，四肢逆冷，腹痛，転筋（てんきん）（calf cramp, tetany），瓜甲・面色青黒（cyanosis）となり，六脈は俱（とも）に沈，尺脈は伏【千福の註：伏脈（いんどく）はウルトラ沈脈のこと】。これが「陰毒（いんどく）」というものです。急いで，気海（きかい）（CV６）・関元（かんげん）（CV４）の２穴に灸をして，その後，姜附湯を投与するのが第一選択です。手足が煖（だん）（＝暖）となった状態で，回復したと判断します。

【予の口訣（１）】

　❶陰虚・陽暴絶して「寒毒」の所見がない患者は，灸法を先述の２穴に取り，ただ，独参湯・人参膏（げんよう）を用いて元陽を固くして，生命を回復させるのがよい治療方法です。このときに附子はかえって禁忌とされています（これらは上 -23 独参湯の項目に記載があります）。逆に，陰毒ならば，この姜附湯以外に救う手段はありません。両者の区別は，わが心にあるのみ。【千福の註：「ケチ！」】

麻黄細辛附子湯
（麻黄附子細辛湯）

---

〔127〕麻黄附子細辛湯　効能と証

出典：『傷寒論』

■効能又は効果

悪寒，微熱，全身倦怠，低血圧で頭痛，めまいあり，四肢に疼痛冷感あるものの次の諸症：

感冒，気管支炎

＜証に関わる情報＞　使用目標＝証

比較的体力の低下した人の悪寒を伴う発熱（微熱）を目標に用いる。脈は沈んで細く，力がないことが多い。老人や虚弱者の感冒や気管支炎に繁用されている。

1）無気力感，全身倦怠感などを伴う場合。

2）頭痛，咳嗽，のどの痛み，クシャミ，水様性鼻汁，手足の冷え，痛みなどを伴う場合。

【POINT】まさに四逆湯の証に合致して，それに表証を兼ねる病態に有用です。

【組成】麻黄（去節）・細辛（各二両），附子（二枚）。

〔127〕麻黄附子細辛湯　組成

麻黄	4	附子	1
細辛	3		

【解説】愚が按ずるのに，四逆湯の証に完全に合致するものとは太陰・少陰・厥陰の三陰において寒病と診断できることです。ところで，四逆湯では裏（inside the body）を救うことができても，表（outside the body）を解（treat）することができません。一方，麻黄湯では表を解しても裏を救うことができません。このようなときが，この麻黄附子細辛湯です。麻黄を用いて表を発し，細辛・附子を用いて裏を温める。つまり，表裏相備の薬剤です。

　次の質問があるかもしれません。「麻黄附子細辛湯は少陰病期に使用する薬剤ですが，三陰を治療するというのはどういうことですか？」と。答えは次の通りです。「細辛は本来，少陰に入る生薬です。しかしながら，附子を加えるときには，うまく六経を行って走ります。少陰の一経だけのはずがありません」【千福の註：原文は「豈，一経に限らん乎」。豈……乎の反語構文】。

生料五積散
（ご しゃくさん）

（五積散）
（ご しゃくさん）

---

〔63〕五積散　効能と証

出典：『和剤局方』

■効能又は効果

慢性に経過し，症状の激しくない次の諸症：

胃腸炎，腰痛，神経痛，関節痛，月経痛，頭痛，冷え症，更年期障害，感冒

＜証に関わる情報＞　使用目標＝証

体力中等度前後の人で，寒冷や湿気に侵されて，腰痛，下腹部痛，下肢の痛みなどを訴える場合に用いる。

1）貧血気味で，上半身が熱し下半身の冷える場合。

2）月経不順や月経困難などのある婦人。

【POINT】寒湿に中る状態に有用です。

【組成】蒼朮（銭半），桔梗（一銭二分），陳皮・麻黄（去節）・枳殻（各六分），厚朴・乾姜（各三分），白芷・川芎・甘草（各三分），半夏（二分），白茯苓・肉桂・白芍薬・当帰（各二分），姜葱【生姜・大棗】を入れ煎じ服します。

〔63〕五積散　組成			
蒼朮	3	桂皮	1
陳皮	2	厚朴	1
当帰	2	芍薬	1
半夏	2	生姜	1
茯苓	2	川芎	1
甘草	1	大棗	1
桔梗	1	白芷	1
枳実	1	麻黄	1

【解説】愚が按ずるに，「寒湿」に中るとは，たとえば，「水に入る」「湿地に坐す」「風雨の最中に遠行する」のようなことです。その症状としては，頭痛・身体痛・頸部痛・悪寒・嘔吐・腹痛などがあります。蒼朮・半夏・陳皮は湿を除去します。麻黄・白芷・川芎・桔梗は表 (outside the body) を解します。枳殻・川芎・厚朴・乾姜・茯苓・甘草・肉桂（＝桂皮）・芍薬・当帰は中焦の機能を良好にして，裏 (inside the body) を温め，栄養を調和させます。今の医流では中寒 (common cold) に本剤を用います。しかし，予の意見では，中寒の患者は，四逆湯・理中湯の類が有用で，寒風・冷湿に感じるときに本剤の五積散が有用と考えます。

　愚が按ずるに，天地の気である陽は生長を支配し，陰は殺伐を支配します。寒は陰に属するので，物が寒に遭遇するときは破滅してしまいます。同様に，人が寒を受けるときは，疾病となります。つまり，「寒」の治療方法を知らないわけにはいきません。したがって，概略を挙げて，必ず「中寒・傷寒の門」などの項目で詳審に（詳細に検討）する必要があります。

（上 -32）

白虎湯
びゃっ こ とう

---

〔34〕白虎加人参湯　効能と証

出典：『傷寒論』『金匱要略』

■効能又は効果

　のどの渇きとほてりのあるもの

＜証に関わる情報＞　使用目標＝証

　比較的体力のある人で，体がほてり，口渇のある場合に用いる。

　１）多尿，皮膚瘙痒感などを伴う場合。

【POINT】傷寒の陽明病期で胃熱によって口渇が生じるとき，暑熱が激しくて脈診で虚の所見であるとき，本剤が有用です。

【組成】知母（六銭），甘草（二銭），石膏（一両六銭），粳米（半合）。

〔34〕白虎加人参湯　組成

石膏	15	甘草	2
硬米	8	人参	1.5
知母	5		

【解説】愚が按ずるには，頭痛・悪寒・発熱・腰背部が強ばり痛む，これらの状態を「太陽病の証」といいます。邪が表（outside of the body）にあって，汗はなく・脈診所見が浮緊となっているときは，これを「傷寒」といい，「麻黄湯」が第一選択剤です。一方，汗があって，脈診所見が浮緩のときは，

これを「傷風」【千福の註：『傷寒論』では，この「傷風」の病態を「中風」と記載しています。しかし，脳卒中の意味の「中風」と混同するので，『傷寒論』以外では「傷風」となっているようです】といい，「桂枝湯」が第一選択剤です。頭痛・発熱，或いは，微悪寒・眼痛・鼻の乾燥感・身痛む状態は，「陽明病の証」といいます。このときは「升麻葛根湯」が第一選択剤となります。この「陽明病の証」の若きで，悪寒せずに反って悪熱し，汗があり，口渇となり，脈診では「大で長」の所見であれば，これは陽明の邪熱が伝って胃に侵入したと判断します。このときは，本剤（＝白虎湯）が有用で，第一選択剤となります。ちなみに，陽明病の証の若きで，腹満実・大便秘結・譫語・日晡潮熱のときは，この後に述べる，調胃承気湯・大承気湯の類が有用で，本剤（白虎湯）の効用ではありませんので，除外してください。

　『医方考』によれば，邪が伝って胃に侵入し裏に入ると，表にはその邪が存在しないので悪寒しなくなります。一方，裏には実熱があるために反って悪熱することになります。熱が限度を超えるために発汗して，裏は乾燥することになります。このために，口渇が生じるわけです。邪が盛んになるので脈診では「大」となり，邪が陽明にあるので脈診は「長」となります。

　さて，白虎とは西方の金神です。五行の理論で，「まさに来たらんとする者は進み，功成る者は退ぞく。秋金の令（冷）が行るときは，夏火の炎は息むが如し」とあります。そこで，この方は名づけて白虎といいます。清らかな令（冷）を行らして，熱を除くという作用による命名です。石膏の大寒の作用で胃を清くして，知母の味の濃厚さで，津（津液＝水）を生じさせます。石膏の大寒の性が作用するときには，胃を傷害する副作用が懸念されます。そこで，甘草・粳米を用いて胃を養います。それらが，この方の概念ということになります。本剤は，傷寒で内（＝裏）に実熱のある場合にのみ使用すべきです。たとえば，血虚にみられるよう

な「身熱の証」は，この白虎湯の証に似ていますが，これに誤って白虎湯を服した場合は致死的となることもあり，救済ができません。これは，李東垣の戒を垂れているわけなのですが，忘れずに！

【予の口訣（7）】

❶傷寒の邪熱が胃に入るときには，必ず本剤を投与する。

❷傷寒において，発汗・下痢をさせて7～8日後。これらの治療でも改善せず，裏に熱結があり，その結果，表裏が倶に熱する者は，〔34〕**白虎（加）人参湯**が有用です。

❸傷寒で身熱があり，口が乾いて煩渇し，顔面が赤く，紅斑を発し，脈が虚となる場合に〔34〕**白虎加人参湯**を用います。そこで，これは別名，「**化斑湯**」と命名されています。

次の質問が想定されます。「ところで，紅斑が出現し，脈が虚の状態は，先述の『血虚にみられる**身熱の証**』に似ていて白虎湯を投与しにくい状況と考えます。先ほどは禁忌と記載されていました。しかし，ここでは白虎加人参湯（化斑湯）を用いるといわれました。どういう理由でしょうか？」。その答えは次の通りです。「呂滄洲によると，その脈は血の波瀾（『王孟英医案』※を参考にすると，六脈がすべて伏脈で，三部の脈はない）であり，血は熱邪に搏たれて，やがて斑となって皮膚にみられます。呼吸の気は，溝の水のように静かで，風が吹いても波瀾しません。（白虎加人参湯を服用して，しばらくすると）斑が消え，脈が出てきます」と。【※千福の註：この症例報告は清代の『王孟英医案』傷寒3にも登場する有名なものです。王孟英は清代の四大温病学家に挙げられる名医です】

❹熱中症などの暑病において，多汗・身熱・口渇・心煩（feel tight in the chest）・譫語（talking in delirium），或いは，脈診で「虚細」「伏脈（ほとんど触知しない）」，或いは，「洪数」の所見のときに本剤を用います。

❺痎瘧（瘧疾の総称）で高熱・煩渇があるときに本剤を用います。

❻暑雨・秋湿の日に，頭重・発熱・胸項の発汗・両足逆冷，或いは，

譫語・泥状便のときには，本剤に蒼朮を加えて用います。「蒼朮白虎湯」と命名されています。この薬を使用する状況とは，先ず暑を受けて，後に湿を得るときです。ちなみに，高熱でない病態では，単純に〔17〕五苓散が有用です。【千福の註：熱中症における〔34〕白虎加人参湯と〔17〕五苓散の使い分けが端的に記載されています】

❼傷寒で陽明病期の証がある患者に，少し早くに下法を行い下痢が戻らない病態，或いは，裏熱が重症で下痢をするときには，白虎加蒼朮湯を用います。

五苓散
<small>ご　れい　さん</small>

〔17〕五苓散　効能と証

出典：『傷寒論』『金匱要略』

■効能又は効果

口渇，尿量減少するものの次の諸症：

浮腫，ネフローゼ，二日酔，急性胃腸カタル，下痢，悪心，嘔吐，めまい，胃内停水，頭痛，尿毒症，暑気あたり，糖尿病

＜証に関わる情報＞　使用目標＝証

口渇ならびに尿利減少を主目標として用いる。

1）浮腫，悪心，嘔吐，頭痛，めまいなどの症状を伴う場合。

2）心窩部に振水音を認める場合。

【POINT】傷寒（しょうかん）の太陽病症で，尿量減少（oliguria）して口渇（thirst）する患者，或いは，泄瀉（せっしゃ）（diarrhea）の状態，霍乱（acute gastroenteritis）で吐瀉（vomit）する病態に，本剤が有用です。

【組成】沢瀉（たくしゃ）（一両六銖），白朮・赤茯苓・猪苓（びゃくじゅつ・せきぶくりょう・ちょれい）（各一八銖），肉桂（にっけい）（五銖）

これらを細末として調製し，毎服三銭。白湯（さゆ），或いは，清水にて飲み下します。或いは，生姜の少量とともに煎じて飲みます。

〔17〕五苓散　組成			
沢瀉	4	茯苓	3
蒼朮	3	桂皮	1.5
猪苓	3		

【解説】愚が按ずるに，これは太陽病期の「裏（inside the body）」の症状に使用する下薬です。その解説をします。太陽病期の証で，小便が通常の状態にあって，口渇のない（without thirst）ときは，邪は「経（太陽膀胱経）」にあります。この場合は汗法によって発汗させるのが有用です。一方，太陽病期の証にあって，乏尿（oliguria）で口渇（with thirst）するときは，邪が「本」（後に詳述）に入っていることになります。当然，この状態は浸して（潤して）終わらせなければなりません。ところで，太陽（経）の「本」は膀胱です。『黄帝内経』（『素問』霊蘭秘典論篇第八）によれば，膀胱は州都の官であり，津液はこれより排泄されます【千福註：地方長官に相当するもので，身体にとどめた不要の津液を，気の力で尿として排泄させる働きです】。今，熱邪が「本」である膀胱に入っているので，膀胱機能が低下して，乏尿となり口渇となっているわけです。この際に，本剤（五苓散）を用いずに，消化・利尿状態を改善せずに放置すると，形をなくして黄疸が発症します。

　『医方考』によれば，「水」は五味のどれにも相当しません。そこで，「淡（tasteless）」を用いて「水」を治療します。茯苓・沢瀉・猪苓・白朮は「潤」「燥」の両者の特徴を有しますが，「淡」である点で共通です。したがって，どれも利水作用として申し分はありません。肉桂（桂皮と同じ）の性は辛熱です。辛熱は気を能く調和します。気が調和すると，この作用でも利尿効果が出てきます。これが肉桂を使用する意図です。濁った陰液が下竅（尿道と肛門の2つの穴）から排泄されると，清い陽（気）も自然と上竅（この場合は鼻と口）より出てきます。また，熱が尿とともに排泄されるとき，口渇は積極的に治療しなくても自然と軽快していきます。注意すべきこととして，尿量減少には，上記（邪が膀胱に入るために生じること）以外に「汗法・下法」の後に体内の津液を消失する（dehydration）ために生じることがあります。このときに，強く五苓散で利尿をかけてはいけません。本剤を投与すれば，重く津液をなくし，ま

すますその陰を減らしてしまうからです。つまり，大便を下した後，または，発汗した後の乏尿では津液をなくすので，五苓散の投与はいけません。このような状態は利尿がつけば，必ず，自然に治ります。

【予の口訣（9）】

❶傷寒の太陽病期の症状で，無尿から乏尿・口渇には必ず本剤を用います。今の医師は，患者の悪寒・発熱の症状に遭遇すると，単に「表邪」によるものだと判断して，小便の利と不利・口渇と不渇とを問わずに妄に汗法を用います。もし，乏尿・口渇があれば，これは「逆治」をすることになります。そこで，ここにおいてもう一度，これを戒めます。

❷傷寒・傷風の表証があって，泄瀉（下痢）を兼ねるときは本剤を用います。この症状は内に水があるからです。うまく加減して本剤を用います。

❸羅謙甫によれば，春から夏にかけて，人が傷寒のような病態で，自汗があり，肢体が重く痛み，寝返りすることが難しく，乏尿といった症状を呈するものを「風湿」と命名します。これは傷寒ではありません。陰雨（シトシトと降り続く陰気な雨）の後の卑湿（ジメジメとした土地），或いは，引飲過多（過剰な口渇）にて，この症状が多くみられます。とにかく，五苓散を多く服用させます。小便が通利すると，湿が去って治癒に至ります。初虞世によれば，「俗医（ordinary doctor）はこの「風湿」のことを識らないで「傷風」と診断して，これを治療し，その結果，汗を発して死し，これを下して死す，ということになる」としています。

己未の年（1259年？）に京師（capital）で大疫があり，正にそのときに「風湿」が生じています。羅【千福の註：この「羅」を羅天益（1249-1293）とすると，己未の年は西暦1259年になります。すると，中国は元の時代になります。この年には，元の都は「新都（北京）」には遷都（1279年）されておらず，まだ「上都」にあり，ここで「大疫」がおこったことになります。ただし，羅天益が南宋に身を寄せていたとすると，都とは「臨

安（現在の杭州）」になります。羅天益は李東垣（1180-1251）の後継者です】
は，この理論を知っていたため多くの患者を救っています。

　大抵，五苓散は「水を分け（distribute the body fluid normally），湿を去る
（treat the edema）」のみです。しかし，胸中に停飲（fluid retention）があるも
の，及び，小児の吐㖸（vomit milk）があって，癲癇が起こりそうなとき，
この五苓散は最も妙な働き（supreme effect）を示します。予もまた，これ
に従っています。

　❹霍乱（acute gastroenteritis）で，吐瀉（vomit）して口渇がなく（without
thirst），四肢が厥冷する状態には理中湯（人参湯）を用います。一方，口
渇して（with thirst），乏尿，発熱する状態には，必ず，この五苓散を用い
ます。【千福の註：理中湯（人参湯）と五苓散の鑑別診断は，本書に何
度も登場します。それだけ長沢道寿が重要視しているものと考えます】

　❺本方より肉桂を去ると，四苓散と命名されます。暑病・大渇・発熱・
悪寒戦慄の状態にこの四苓散は有用です。思うに，暑邪・熱が重症のと
きには，辰砂（HgS）を加えるか，益元を合わせたりします。

　❻湿熱によって，頭に発汗があり，黄疸を発症するときには，茵陳（茵
蔯蒿）を加えて用います。これは茵蔯五苓散と命名されています。

---

〔117〕茵蔯五苓散　効能と証

出典：『金匱要略』

■効能又は効果

のどが渇いて，尿が少ないものの次の諸症：

嘔吐，じんましん，二日酔のむかつき，むくみ

＜証に関わる情報＞　使用目標＝証

体力中等度の人で，口渇，尿量減少，浮腫があり，軽度の黄疸を
伴う場合に用いる。

---

　❼傷寒の3～4日の間，往来寒熱して下痢する状態は，邪が太陰に入っ
て，少陽の経にまだ存在しているような状態です。そのようなときに，本

方に小柴胡湯を合します。これは，**柴苓湯**（さいれいとう）と命名されます。姜棗（きょうそう）（生姜＋大棗）とともに煎じて服用し，陰と陽を分別して治療します。

---

〔114〕柴苓湯　効能と証

出典：『得効方』

■効能又は効果

吐き気，食欲不振，のどのかわき，排尿が少ないなどの次の諸症：
水瀉性下痢，急性胃腸炎，暑気あたり，むくみ

＜証に関わる情報＞　使用目標＝証

体力中等度の人で，心窩部より季肋部にかけての苦満感，ならびに抵抗・圧痛（胸脇苦満）があり，尿量減少，浮腫，口渇などを伴う場合に用いる。

---

❽飲食によって腹脹（abdominal distension）・口渇・泄瀉（せっしゃ）（diarrhea）する患者には，平胃散を合して煎じて服用します。これは**胃苓湯**（いれいとう）と命名されます。

---

〔115〕胃苓湯　効能と証

出典：『万病回春』

■効能又は効果

水瀉性の下痢，嘔吐があり，口渇，尿量減少を伴う次の諸症：
食あたり，暑気あたり，冷え腹，急性胃腸炎，腹痛

＜証に関わる情報＞　使用目標＝証

体力中等度の人で，心窩部に振水音を認め，水様性の下痢，嘔吐を呈する場合に用いる。
１）腹部膨満感，軽度の腹痛，尿量減少などを伴う場合。

---

❾飲水過多・寒湿（かんしつ）が肺を傷害して咳嗽のあるときは，桔梗を加えて本剤を服用します。

防風通聖散
ぼう ふう つう しょう さん

---

〔62〕防風通聖散　効能と証

出典：『宣明論』

■**効能又は効果**

腹部に皮下脂肪が多く，便秘がちなものの次の諸症：
高血圧の随伴症状（どうき，肩こり，のぼせ），肥満症，むくみ，
便秘

＜証に関わる情報＞　使用目標＝証

体力の充実したいわゆる卒中体質者で，便秘し，腹は臍を中心に
膨満して力のある，いわゆる太鼓腹の場合に用いる。

【POINT】風熱が壅盛して表裏・三焦（さんしょう）がみな，「実」のときに本剤は有用です。

【組成】防風（ぼうふう）・川芎（せんきゅう）・当帰（とうき）・白芍（びゃくしゃく）・連翹（れんぎょう）・薄荷（はっか）・麻黄（まおう）・大黄（だいおう）・芒硝（ぼうしょう）（名一分），石膏（せっこう）・桔梗（ききょう）・黄芩（おうごん）（各八分），白朮（びゃくじゅつ）・梔子（しし）（＝山梔子）・荊芥（けいがい）（各三分），滑石（かっせき）（二銭四分），甘草（かんぞう）（一銭）を水煎して内服します。

〔62〕防風通聖散　組成

滑石	3	芍薬	1.2
黄芩	2	川芎	1.2
甘草	2	当帰	1.2
桔梗	2	薄荷	1.2

石膏	2	防風	1.2
白朮	2	麻黄	1.2
大黄	1.5	連翹	1.2
荊芥	1.2	芒硝	0.7
山梔子	1.2	生姜	0.3

【解説】『医方考』によると防風・麻黄は表（outside the body）を解す（treat）薬剤です。風熱が皮膚にあるときに，防風・麻黄の２剤によって，汗を経由して風熱を泄らします。荊芥・薄荷は清上（上焦を清める）の薬剤です。風熱が巓頂（head）にあるときに荊芥・薄荷によって，鼻を経由して泄らします。大黄・芒硝は通利の薬剤（下剤）です。風熱が腸胃にあるときに後（anus）【千福の註：「寧為鶏口，無為牛後」（むしろ，鶏口となるも，牛後となるなかれ）『史記』蘇秦列伝の「後」も anus の意味】を経由して泄らします。滑石・山梔子は水道の薬です。風熱の決瀆（三焦は決瀆の官，『素問』霊蘭秘典論篇第八にある決瀆は「溝を開いて水を流すこと」）にあるときに溺（urine）を経由して泄らします。風が膈（diaphragm）を淫（＝乱）し，肺・胃が邪の障害を受けたときは，石膏・桔梗が肺・胃を清くします。また，連翹・黄芩によって諸経の遊火を除去します。風の患が成立する背景には，肝木があります。川芎・当帰・芍薬は肝血を調和させます。さらに，甘草・白朮の配合によって，胃の気を調和して，脾を健にします。本剤の創方者である劉守真（＝劉完素〈1120-1200〉，劉河間）は火を治療する流派【千福の註：寒涼派】の長なり。これを踏まえて，本剤の古典薬理学的な主旨を詳に，かつ，悉にしていただきたい。

【予の口訣（4）】

❶瘡瘍（suppurative lesions）が頭にある，疥癬（scabies）が体部にある，鼻が染壊（rosacea ?）する，「禿（alopecia）」，つまり，髪が脱するなどの患者に本剤を用います。

❷風火が甚だしいために，便秘・小便に淋渋の症状（burning or painful sensation during urination）があり，脈診で表裏ともに実脈，滑数，或いは，結濇の所見があれば本剤を用います。

❸風熱によって，班（斑）（macula）・疹（rash）が出現するときに，これを用います。

❹中風（apoplexy）で，まず小続命湯証【千福の註：古林見宜（1579-1657）の古林七十方の一つ。古林見宜と長沢道寿は同門で仲良しのようです】を投与しても，病状が未だ愈えず，反って煉熱して便秘となって，脈診所見が実で大のときは，「風熱が重症である」と判断し本剤を用いる。

小柴胡湯
しょうさい　こ　とう

---

〔9〕小柴胡湯　効能と証

出典：『傷寒論』『金匱要略』

■効能又は効果

1. 体力中等度で上腹部がはって苦しく，舌苔を生じ，口中不快，食欲不振，時により微熱，悪心などのあるものの次の諸症：諸種の急性熱性病，肺炎，気管支炎，気管支喘息，感冒，リンパ腺炎，慢性胃腸障害，産後回復不全
2. 慢性肝炎における肝機能障害の改善

＜証に関わる情報＞　使用目標＝証

体力中等度の人で胸脇苦満のある場合に用いる。

1）熱性疾患では食欲不振，口中不快感などを伴う場合。
2）胸脇苦満の認められる諸種慢性疾患。
3）食欲不振，全身倦怠感などを伴う諸種慢性疾患。
4）虚弱な小児に用いる。

【POINT】傷寒で4〜5日，寒熱往来・胸満脇痛・心煩・喜嘔（vomit frequently）・脈が弦，これらのときに邪は少陽経にあります。この状態を「半表（半）裏」の証といいます。また，雑病が漢方医学の肝・胆に属するときに，本剤が有用です。

【組成】柴胡（二銭半），黄芩・人参（各一銭），甘草・半夏（各八分），姜（三片）。

〔9〕小柴胡湯　組成			
柴胡	7	人参	3
半夏	5	甘草	2
黄芩	3	生姜	1
大棗	3		

【解説】『医方考』によれば，邪が表（outside the body）にあるときは悪寒し，一方，邪が裏（inside the body）にあるときは悪熱します。つまり，邪が半表半裏にあるときは，悪寒して，且つ，熱します。このために寒熱往来という有名な現象が発生します。しかも，少陽の脈は両脇を走るために脇痛します（胸脇苦満を含みます）【千福の註：少陽胆経の淵腋（GB22）⇒京門（GB25）ルートを参考にしてください】。その経は胆に属します【千福の註：少陽経は，足では少陽胆経，手では少陽三焦経になります】。胆は肝の府（腑）に相当し，五行にあっては「木」となって，垂れる枝の印象があります。このためか脈は弦となります。

　配合生薬の解説をします。柴胡は性が辛温です。辛は「金」の味で，これを用いて「木」を平たくします。温は春の気なので，これも少陽に入ることになります【千福の註：『素問』陰陽類論篇第七十九を参考にしたものか？】。黄芩は質は枯れて味は苦いです。ものが枯れるときは，能く浮き，苦いときは能く降ります。君薬を柴胡にすると少陽に作用し始めます。然るに，邪が人を傷害するときは，常にその虚に乗じます。そこで，人参・甘草を用いて中気が虚さないようにしています。邪がないときは，邪がまた裏に入ろうとするのを停める働きだけです。その理由だけなので，中気が虚していない場合は，柴胡の証があっても人参を除去してもよいことがあります。邪が当初，裏に入るときに，裏は気逆して煩嘔（severe vomiting）します。そこで，半夏の辛を用いて嘔逆（severe vomiting）しないようにします。邪が半ば裏にあるときには栄衛（栄気と

衛気）と争います。これには，姜棗（生姜と大棗）の辛甘を用いて栄衛を助けます。

【予の口訣（6）】

❶傷寒で半表半裏の証に対して，加減してこれを用います。

❷温瘧の初発に増減して用います。

❸下疳（chancroid）【千福の註：歴史的には軟性下疳と思われる】の瘡，また，便毒（inguinal lymph adenitis），囊癰（orchiditis）などの類，およそ，前陰に疾病があるもの，すべて，これを用いて第一選択剤とします。

❹胸脇痛・寒熱往来，怒によって病気が発生するようなもの。漢方医学的な肝胆に属する患者は，すべて，その理由で本方を用いて有用です。

❺一般的に，寡（widow）・尼（nun）・室女（old maid）【千福の註：old miss は和製英語で old maid が正しいです】が寒熱往来・頭痛・胸脇牽引（胸脇苦満）・口苦・生理不順があり，瘧（malaria）の症状に似て瘧ではなく，傷寒に似て傷寒でないときは，熱が血室（gynecological organ）に入ったと考えます。本剤を第一選択剤として，症状・所見に従って，佐薬・使薬を加えて投与します。

❻古書には，癆瘵（tuberculosis）・骨蒸の患者に薬用量を多くして本方を用い，これに秦芁・鱉甲などの薬を加えて有用としています。予は未だこれを試していませんが，その理論はしっかりあると思います。

厳密には，最後の❻は「予の口訣」ではありませんが，これも加えて6つとします。

【加減の法】

❶胸中がゾワゾワしているが，嘔吐がないとき，半夏・人参を除去して，栝楼根（二銭）を加えます（『医方考』の原文は栝楼実，この後，「『医方考』の」を省略）。【千福の註：栝楼実のほうが栝楼根よりも強力とあります。（長沢道寿著の『増補能毒』による）】

❷口渇する場合は，半夏を除去し，再び人参（五分）・栝楼実（一銭）

を加えます。（原文は栝楼根）

❸腹痛があれば黄芩を除去して，芍薬（二銭）を加えます。

❹排尿困難・腹満がある場合には本方に茯苓（一銭）を加えます。

❺嘔吐して，発熱・胸脇（苦）満・排尿困難（原文では心下悸・小便不利）には，本方より黄芩を除いて茯苓（半銭）を加えます。

❻飲水過多によって水結胸（原文では脇下痞鞕）となったときには，大棗を除いて牡蛎（半銭）を加えます。

❼下法をかけても，まだ下痢とならず，その後に胸中が膨満するものを「伝経の邪」といいます。この際は，本方に桔梗・枳殻（一銭）を加えます。

❽下痢の後に胸中が膨満する病態は，下法をかける時期があまりに早すぎたことによって，邪気が虚に乗じて胸中に入ったからです。本方に小陥胸湯を合方してこれを服用します。この効果は神のごとし，です。
【千福の註：この合方は柴陥湯になっています】

---

〔73〕柴陥湯　効能と証

出典：本朝経験方

■効能又は効果

咳，咳による胸痛

＜証に関わる情報＞　使用目標＝証

体力中等度の人で，強い咳が出て，痰が切れにくく，胸痛する場合に用いる。

1）心窩部より季肋部にかけて苦満感を訴え，抵抗・圧痛の認められる場合。（胸脇苦満）

---

❾飲水過多によって，脇下が痛むときは，本方に桔梗・枳殻（各一銭），牡蛎末（二銭）を加えます。

❿往来寒熱・咳嗽・脇満の者には，本方に五味子・乾姜（各五分）を加え，人参を除きます。（原文は，咳の者には人参・姜・棗を除く）

❶身熱が烙（燃え上がるように熱い）にして，表（outside the body）に近く，口渇がないとき（without thirst）には，本方より人参を除去し，桔梗（五分）を加えます。

❷発熱して口渇し，悪寒せずに咳の患者には，さらに五味子（五分）を加えます。

❸痞て胸脇満脹があるときには，本方に乾姜（五分），牡蛎（一銭）を加えます。

❹往来寒熱・胸満があり，利尿なく・嘔気して・口渇のないとき（嘔而不渇）は，人参・半夏を除き，桂枝・乾姜・牡蛎（各六分），栝楼根（一銭）を加えます。【千福の註：これは柴胡桂枝乾姜湯です。『傷寒論』第147条では，口渇して・嘔気のないとき，と逆になっています（渇而不嘔）。ちょっとした研究のネタになりますね】

---

〔11〕柴胡桂枝乾姜湯　効能と証

出典：『傷寒論』『金匱要略』

■効能又は効果

体力が弱く，冷え症，貧血気味で，動悸，息切れがあり，神経過敏のものの次の諸症：
更年期障害，血の道症，神経症，不眠症

＜証に関わる情報＞　使用目標＝証

比較的体力の低下した人で，顔色がすぐれず，疲労倦怠感があり，動悸，息切れ，不眠などの精神神経症状を伴う場合に用いる。
1）心窩部より季肋下部にかけての軽度の苦満感（胸脇苦満）を訴える場合。
2）悪寒，微熱，盗汗，口渇などを伴う場合。

---

❺傷寒7～8日で，下法にて下してから，胸脇苦満・利尿不全・譫語・驚狂・自汗・亡陽・起臥安んぜず（『傷寒論』第107条では不可転側者）・全身痛があるときは，本方に竜骨・桂枝・鉛丹・茯苓・牡蛎（各半銭），

大黄（七分）を加えます。【千福の註：これは<ruby>柴胡加竜骨牡蛎湯<rt>さいこかりゅうこつぼれいとう</rt></ruby>です。ツムラのエキス剤（TJ-12）には，鉛丹と大黄は配合されていません】

---

〔12〕柴胡加竜骨牡蛎湯　効能と証

出典：『傷寒論』

■**効能又は効果**

比較的体力があり，心悸亢進，不眠，いらだち等の精神症状のあるものの次の諸症：

高血圧症，動脈硬化症，慢性腎臓病，神経衰弱症，神経性心悸亢進症，てんかん，ヒステリー，小児夜啼症，陰萎

＜**証に関わる情報**＞　使用目標＝証

比較的体力のある人で，精神不安，不眠，いらいらなどの精神神経症状があり，胸脇苦満のある場合。

１）頭痛，頭重，肩こりなどを伴う場合。

２）臍傍に腹部大動脈の拍動の亢進を認める場合。

---

❶「<ruby>風湿<rt></rt></ruby>（五苓散の予の口訣❸の項目を参照）」で発汗の後，身体が熱し，胸中が<ruby>煩悶<rt>はんもん</rt></ruby>し，<ruby>動気<rt>どうき</rt></ruby>があるときには，本方に桂枝（半銭），芍薬（一銭）を加えます。【千福の註：これは<ruby>柴胡桂枝湯<rt>さいこけいしとう</rt></ruby>です】

---

〔10〕柴胡桂枝湯　効能と証

出典：『傷寒論』『金匱要略』

■**効能又は効果**

発熱汗出て，悪寒し，身体痛み，頭痛，はきけのあるものの次の諸症：

感冒・流感・肺炎・肺結核などの熱性疾患，胃潰瘍・十二指腸潰瘍・胆のう炎・胆石・肝機能障害・膵臓炎などの心下部緊張疼痛

＜**証に関わる情報**＞　使用目標＝証

熱性疾患では，急性期を経てなお頭痛，悪寒，関節痛，食欲不振などのある場合に用いる。慢性疾患では，心窩部より季肋部にかけて苦満感を訴え，抵抗・圧痛が認められ（胸脇苦満），腹直筋の

攣急を伴う場合に用いる。
　1）心窩部の苦満感，食欲不振，腹痛などを伴う場合。
　2）精神不安，不眠などの精神神経症状を伴う場合。

新増　本方の「小柴胡湯」に牡丹皮・山梔子を加えると，「加味小柴
胡湯」と命名されます。いろいろな熱性疾患で，漢方医学的な「肝・胆」
に属する病態であり，小柴胡湯を用いても解せない場合に，必ずこれを
用います。

【小括】
　ここまでの4方，すなわち，白虎湯（〔34〕白虎加人参湯）・〔17〕
五苓散・〔62〕防風通聖散・〔9〕小柴胡湯は，風・燥・湿・熱を治
療するための重要な方剤です。漢方を学習している皆さんが，流れ
に泝って，その源を知ろうとするとき，この4剤を一つの箱船にし
て乗り込んでいくとよいでしょう。

大柴胡湯
だい さい こ とう

---

〔8〕大柴胡湯　効能と証

出典：『傷寒論』『金匱要略』

■効能又は効果

比較的体力のある人で，便秘がちで，上腹部が張って苦しく，耳鳴り，肩こりなど伴うものの次の諸症：

胆石症，胆のう炎，黄疸，肝機能障害，高血圧症，脳溢血，じんましん，胃酸過多症，急性胃腸カタル，悪心，嘔吐，食欲不振，痔疾，糖尿病，ノイローゼ，不眠症

＜証に関わる情報＞　使用目標＝証

体格・体力ともに充実した人で，胸脇苦満が強く，便秘する場合に用いる。

１）悪心，嘔吐，季肋部の苦満感などを伴う場合。

２）肩こり，頭痛，頭重，めまい，耳鳴りなどを伴う場合。

【POINT】表証が未だ改善していない状況で，また，裏証が重症である場合に本剤は有用です。

【組成】柴胡（四銭），黄芩・芍薬（各三銭半），半夏（二銭），枳実（一銭半），大黄（二銭）。これに咬咀（嚙み砕いた）生姜三片，大棗二枚を煎じて内服します。下痢があれば終了とします。それでも下痢のないときは，再び一服を投与します。

〔8〕大柴胡湯　組成			
柴胡	6	大棗	3
半夏	4	枳実	2
黄芩	3	生姜	1
芍薬	3	大黄	1

【解説】『医方考』によれば，表証が未だ改善していない状況では，寒熱往来・脇痛・口苦が，なお存在しています。また，裏証が重症の患者は大便が出にくく，その便は燥実（dry and hard）です。表証がまだ改善していないので，柴胡・黄芩を用いて表を解（treat）します。裏証は燥実なので，大黄・枳実を用いて裏を攻め【下法】ます。芍薬は少陽を能く調和させ，半夏は嘔逆（severe vomiting）を能く治します。また，大棗・生姜によって中（焦）を調えて栄衛（nutrition and immunity）を良好な状態とします。

【予の口訣（3）】

❶雑病（disease without fever）のときでも，表裏を兼ねて症状がある場合に本剤はきわめて有用です。

❷悪寒・脇痛・口苦の症状がない場合でも，高熱・大便が乾燥している便秘では，先ず大柴胡湯が有用です。ただし，腹部膨満が重度で，便秘がひどいときには，大承気湯が適しています。

❸傷寒の状況で，目痛（eye pain）・鼻燥（dry nose）・臥するを得ず（unable to lie down）・大便不通（constipation）・尺脈と寸脈が両方とも「大」のときは，皆，下法にて下すべきです。この間に発汗すれば，これで通常は「すでに自汗あり」とします。もし，この自汗後に，さらに下法をかけてしまうと，「ああ，表裏が両方とも虚してしまうではないか（詠嘆表現）」【千福の註：豈不……（乎）の漢文，再読文字「豈」の構文で，豈の次に「不」があるので「反語」ではなく「詠嘆」の表現です】

張仲景（150?-219）によれば，「陽明病の状態で多汗のときは，急いで

この患者に下法をかけなさい」と。その際に本剤の大柴胡湯が適当なのです。漢方を学習している皆さん，その意味をよく勉強してください。【千福の註：『傷寒論』第103条には，大柴胡湯に「大黄二両を加えざれば，おそらく大柴胡湯となさず」とあります。下法にならないとダメなのです】

（上 -37）

小承気湯
しょうじょう き とう

【POINT】傷寒において，腹脹（abdominal distension）・潮熱（remittent fever, intermittent fever）・狂言（ravings）して喘（gasp）する病態に本剤が有用です。

【組成】大黄（七銭），厚朴・枳実（各三銭半）。

これらが一服となります。水二盞，滓を除去して温服します。

【解説】『医方考』によれば，邪が上焦にあるときは「満（胸満）」となります。邪が中焦にあるときは脹胃（stomach fullness）となります。また，中（焦）が実すると潮熱になります。潮熱とは，まるで潮水（sea）の潮（the ebb and flow of the tide）のようです。一定の時刻に熱が必ず発現し，陽が心に乗じた場合は狂乱し，熱が胃口から出て行くときには喘ぐようになります。枳実・厚朴は上焦の痞満を除去し，大黄は胃中の実熱を蕩（swing）します。先述の状態で裏証が成立し始めたと判断されますが，未だ病状は危急ではありません。つまり，痞満・燥実堅（dry and hard stool）といっても，裏証が完全に備わったわけではないのです。本剤によって治療すると，気もまた簡単に巡り始めます。そこで，本剤は小承気（湯）と命名されています。

愚が按ずるに，下す（下法をかける）必要があるという症状であっても，まだ大承気湯を投与する状況にはないことがあります。このときは，先ず小承気湯を投与します。これで効果が得られ，先ず鞭（narrow stool?）がでて，後に溏（muddy stool）となれば，これは「裏熱」で，まだ重症ではありません。この現象は，後ほど述べる，いわゆる「転失気」ではあり

ません。注意してもらいたいのは，ここで小承気湯を再投与して，さらなる効果をみてはいけません。これをすると「逆（逆治）」になってしまいます。さて，小承気湯の効果があっても，一行の結糞（hard stool?）があるだけで，二度目がないとき，或いは，ただ水道の水のようなものが排泄されて，すぐに止まってしまう。この状態が「転失気」です。【千福の註：落語のネタでは「転失気」は放屁（flatus）のことですが，どうやら正確には違うようです】このときは，腸内に燥糞（dry stool）が大量にあり，大承気湯と本剤の小承気湯を合方して投与します。この治療によって大便が溏（muddy stool）となれば，邪を完全に駆逐したものと判断します。

　ちなみに，中風（apoplexy）の患者で便秘があれば，本方に羌活を（二銭）加えます。この薬剤は「三化湯」と命名されています。

大承気湯
だい じょう き とう

---

〔133〕大承気湯　効能と証

出典：『傷寒論』『金匱要略』

■効能又は効果

腹部がかたくつかえて，便秘するもの，あるいは肥満体質で便秘
するもの。

常習便秘，急性便秘，高血圧，神経症，食当り

＜証に関わる情報＞　使用目標＝証

体力の充実した人で，腹部特に臍を中心に充実して腹満感が強く，
便秘する場合に用いる。

　1）不安，不眠，興奮などの精神症状を伴う場合。

【POINT】傷寒で陽邪が裏（inside the body）に入り，痞・満・燥・実・堅
のすべてが備わる状態に，また，少陰病で舌が乾き，口が乾き，日晡（at
evening）に発熱し，脈診が沈で実の所見の場合に，本剤が有用です。

【組成】大黄（七銭），厚朴・枳実（各一両），芒硝（半合）。

　これらで一服を作成します。水三盞，まず枳実・厚朴の2生薬を煎じ
て二盞を取り，滓を去って大黄を入れ，再び一盞に煎じて，滓を去り，
芒消（芒硝と同じ）を入れ煎じ，1，2回沸騰させて温服します。本剤は
下法の強力な方剤です。痞・満・燥・実・堅の5症状がすべてあれば本
剤を用いますが，そうでなければ本剤を軽々しく投与してはいけません。

【千福の註：その理由は後述されます】

〔133〕大承気湯　組成			
厚朴	5	大黄	2
枳実	3	芒硝	1.3

【解説】『医方考』に曰く，調胃承気湯に枳実・厚朴を配合しない理由は，「躁」「満」がない病状に調胃承気湯を用いるからです。換言すると，上焦の虚無，氤氳（天地の気が盛んなさま）の元気を傷害することを恐れているからです。また，小承気湯に芒硝を配合しない理由は，「実」ではあるが，まだ「堅」ではない病状に使用する薬剤だからです。換言すると，下焦の血分の真陰を傷害することを恐れているからです。「その根を伐せざるなり【千福の註：不要なところまで切り落とすな，という意味か？】」という。すなわち，上・中・下の三焦がすべて病んでいるときには，「痞」「満」「燥」「実」「堅」のすべてが存在します。そのときにこそ本剤の大承気湯を第一選択剤として治療します。

配合生薬の説明をします。厚朴は性味の苦温によって「痞」を去ります。芒硝は醎（salty, xián）寒なので「燥」を潤し，「堅」を軟らかにします。枳実は苦寒なので「満」を泄らします。大黄は苦寒なので「実」を泄らして，熱を去ります。

「痞」「満」「燥」「実」「堅」に拘って話をしてきましたが，張仲景は，この他にも「急下の証」はいくつかあるといいます。例を挙げます。

①少陰病で腎水の病に属するようなときです。つまり，口が燥き，舌が乾いて，口渇して，要するに，熱邪が内炎して腎水が今にも絶えようとしているときです。このときは，急いで下法をかけるのが適当です。これによって，水が消失しようとしている危機から救うのです。

②腹脹して大便が出てこないようなときは，水を騰してしまいます。これも急いで下法をかけるのが適当です。

③陽明病期は「土」に属します。汗が出て，熱が盛んになるときは，

急いで下法をかけて津液(しんえき)を残していかねばなりません。

　④腹満で腹痛があるときは「土」が実となります。当然，これも急いで下す必要があります。

　⑤熱病で目が明らかにならないときは，解熱しなければ死んでしまいます。これは，腎水が今にも枯渇しそうになっています。物を照らすことが不可能になっているときは，やはり死んでしまいます。絶対に急いでこの状態に下法をかけなければなりません。

　上記は，すべて大承気湯の証です。もし，病状がまだ緊急状態ではないのに早期に下法をかけたか，或いは，緊急状態であっても下薬を過量に投与したときは，今度は副作用として，寒中(かんちゅう)の患(わずら)いを生じることがあります。寒中となったときは，急いで温めます。このときは理中湯（＝人参湯）を与えるのが適しています。

【予の口訣（6）】

　6項目全部について，先人の工案(く あん)（case report）を引用して，これを証明していきます。

　❶許学士(きょしゅくび)（許叔微〈1079-1154〉）の症例です。【千福の註：『普済本事方(ふ さいほん じ ほう)』からの引用と考えます】

　ある人が傷寒(しょうかん)に罹患し，便秘して，日晡(じっ ほ)（at evening）に潮熱(ちょうねつ)（intermittent fever）を発し，手は衣領を循って（循衣摸床(じゅん い も しょう)＝意識が朦朧としているときに，両手で衣服をなでたり，ふとんの縁をさすったりする様），両手が空を撮み，直視(つま)(ちょく)(し)（意識が朦朧として，両眼が一点を見つめて動かなくなること）・喘急(ぜんきゅう)（tachypnea）という状況でした。数名の医師が診察するも，皆，逃げ出しました。確かに，この所見は悪い徴候で，90％の致死率があります。張仲景の記載した証があるけれども，これに対する治療法はありません。彼の記載には，脈弦で渋を生じると致死的である，とだけあります。すでに，吐・下の治法を経て，薬剤の選択が困難でした。しかし，あなどって，この病態を救おうとしました。もし，排便が得られ，そして，脈が弦となる

ならば，大いに治る可能性があります。そこで，小承気湯の一服を投与して排便させたところ，諸症状が斬く退いて，脈が微で弦となり，半月たって治愈しました。

　ここで，次のような質問があるかもしれません。「その患者を下して，脈弦となったときは『死』ではなく『生』となる，と言われたが，それはどうしてですか？」と。

　この許叔微によれば，あるいは，『金匱玉函（経）』【中国の医書，著者未詳】によれば，「衣を循って，妄に撮み（drowsy）・怵惕（fear）・安からず（anxiety）・微喘（slight panting）・直視（stupor），そして，脈が弦の患者は生き，渋の患者は死ぬ。微者（仲景の本文には「微者」の字はなく，譫語の下に「者」の字あり）で，ただ，発熱・譫語するものは承気湯が第一選択剤である【千福の註：『傷寒論』第212条では大承気湯】と。また，予は過去に，銭仲陽（銭乙）が著した『小児直訣』（＝『小児薬証直訣』のこと）を読んだが，それには「手は衣領を循り（循衣摸床のこと），及び，物を捻る者は肝熱である」と。また，この証は『玉函列』【千福の註：先述の『金匱玉函経』のことと思われます】の陽明の部においても記載があります。予が思うに，陽明の状態は「胃」です。また，肝に熱邪があるときは胃経を好きなようにします。そこで，承気湯類によってこの状況を瀉します。かつ，弦脈となったときは，肝（木）は平にして胃（土）は克を受けません（木克土にならない）ので，「死」ではなく「生」であるとする理屈となります。

　ところで，權（「愚」と同じ？）が按ずるに，衣を循り・妄に撮まみ・直視・譫語などの証は，多くは虚極の人の症状です。この場合は，参耆（人参と黄耆）の類を用いて，これに附子を加えて第一選択剤として治療します。ただし，胃熱・内実の患者にこの証があるときは，許叔微の説に従い，承気湯類を使います。この2証は氷炭相反するものです。死の淵から起こすこと我が手にあり，また，生を殺すことも我が手にあり，ということとです。

❷また，許学士（許叔微）の症例からです。

　傷寒によって，身体熱し・汗なく・ときどき譫語・下痢のあと便秘・「燥」にあらず・「煩」にあらず・「寒」にあらず・「痛」にあらず・昼夜ともに臥床不能，ただ，心中に曉會（to understand）するところなし，或いは時に歎息（sigh）のような一聲（声）を発します。これは，懊憹（worry）・怫鬱（depression）の２証が両方ともにある状態です。胃中に燥屎（dry and hard stool）がある患者は，承気湯類にて燥屎の二十余枚【千福の註：普通，排便回数は「行」ですが，ここでは「枚」となっている。何か意味があるのかは不明です】を下して，効果を確認して病気が解けたとします。張仲景によれば，「陽明の病は下法（laxative）をかけ，この心下に懊憹（worry）・微煩（fidgeting），胃中に燥屎あるときは攻めるのがよい」と。また，「病者で尿量減少，大便が便秘になったり下痢になったりで，時に微熱・怫鬱（depression）があり臥床不能のときは，燥屎があるので承気湯類が第一選択剤になる」と。『素問』（逆調論篇第三十四）によれば，「胃の調子が悪いときは寛ぐことができない。そんな日の夜は睡眠不良となる。（胃不和則臥不安）」と。さらに，張仲景によれば，「胃中が燥いて，大便が堅い（hard stool）患者は，必ず譫語（talking in delirium）する」と。これが本症例でときどき譫語を発する理由と考えます。この患者は，燥にあらず，煩にあらず，寒にあらず，痛むにあらずとあって，心中が懊憹していました。歎息（sigh）のような音を，ときどき発するとあったのは，所謂，外風（「風」の字は原文では「気」となっています）怫鬱ととらえられます【千福の註：原文とは『傷寒論』弁厥陰病脈証并治第380条です】。

　さて，本症例は燥屎を除去することができて排便が認められ，胃中も安らかな状態となって，完治しました。

　権按するに，一人の患者が，この証に罹患したことがあります。多くの医師が最後まで本治療法を知らず，雑治を行って，結局死に至りました。予の親しくする医師も本症例を診ていました。それゆえに，具体的

に許叔微の症例報告を挙げて，呈示致しました。

❸内傷・虚損（weakening, energy loss）の病気と，風寒（傷風 or 傷寒），或いは食積（poor digestion）とが合併している患者に，医師が妄に汗法・吐法をかけて温めると，熱が胃に入って，鬱冒（depression and dizziness）・譫語・衣を循り，床を摸る（＝循衣摸床〈stupor〉）などの証をみます。このときには，必ず燥屎（dry and hard stool）を認めるので，承気湯類を投与して下法をかけるのが適しています。人が「虚」しているからといっても，承気湯類を避けなくても大丈夫です。『黄帝内経』によれば，「故あれば損なし（理由があったら死ぬことはない）」（『素問』六元正紀大論篇第七十一　「有故無殞」）とあります。

❹孫兆の症例報告を引用します。

　患者は傷寒に罹患し，10日以上を経過していたが，口・舌が乾いて口渇し，心中に疼痛があり，しかも，清水を自利（水様性下痢）したとのことでした。この治療として，民間の医師たちは全員が経過観察の形で，ただ，調理（diet remedy）するだけで，汗・下の治療方法は，全員が思いとどまっていました。ところが，孫遂【千福の註：「孫兆」のことと考えます】は小承気湯を投与して，患者に大便を通じさせ，睡眠ができる状態にしました。すると，翌日に患者は回復しました。

　孫兆が考察しています。「書を読みて精げざる，徒に書にあるのみ（本は読んでいるが，意味・内容がわかっていない。つまり，本が置いてあるだけではないか）。口・舌が乾いて口渇するのは，決して少陰の証ではありません【千福の註：「豈，少陰の証にあらずや」。強い否定の形】。もちろん，少陰の証の場合は固に下してはいけません。加えて，少陰の証に，清水を自利する（watery diarrhea）などとも聞いたことがありません【千福の註：「豈，聞かずや」。強い否定】。そして，『心下が痛む病態は，それを下せば治癒する』。最後の説は張仲景の書物の中に明らかに記載されています」と。

権（愚）が按ずるに，清水を自利する（watery diarrhea）患者に，民間医を臆度（忖度と同じ）しますが，下法をかけることは本当に難しいことです。しかし，張仲景の書物の内容は，その盲晦を開いてくれるものであります。

❺人が水に入って冷えを感じ，或いは，元来に鬱熱がある。そのような場合に，卒に暴寒を感じたり，食滞があったりして外寒を得るときは，その熱が内に鬱して，四肢逆冷・胸脇腹痛・不眠・潮熱・積塊（毒素のかたまり）が生じます。その脈診は沈弦緩実と，まるで循刀（矛盾〈contradiction〉と同じ？）のようであり，或いは，沈濇数，或いは，長大で実の所見です。このときには，大承気湯を病因に従って加減して用いるのが適当です。庸医（ordinary doctor）は，このような厥冷・腹痛などの証をみると，病因を考えずに妄に温補という誤りに入るものですが，これは勉強不足です。「『熱』が極まると『寒』に似る」とあります。ここに，先哲の言葉を取り上げながら，典型的な大承気湯の症状を呈示しました。

❻痢疾（bacterial enteritis）・後重裏急（tenesmus）が重症の場合は，本方の大承気湯によって下法をかけます。もし，虚証を合併する患者であれば，先に人参・朮（白朮 or 蒼朮）によって虚証を補ってから，後に本方を用います。

　このような口訣の類は数え上げたらきりがありません。（このあたりで，……）

桃仁承気湯
とう にん じょう き とう

桃核承気湯
とう かく じょう き とう

---

〔61〕桃核承気湯　効能と証

出典：『傷寒論』

■効能又は効果

比較的体力があり，のぼせて便秘しがちなものの次の諸症：
月経不順，月経困難症，月経時や産後の精神不安，腰痛，便秘，
高血圧の随伴症状（頭痛，めまい，肩こり）

＜証に関わる情報＞　使用目標＝証

体格，体力の充実した人で，瘀血に伴い，左下腹部に抵抗・圧痛
があり（小腹急結），便秘し，のぼせのある場合に用いる。

1）頭痛，めまい，不眠，不安，手足の冷えなど精神神経症状を
　伴う場合。
2）月経不順，月経困難などのある婦人。

【POINT】傷寒の外証（symptom and sign on the outside the body）は，すでに改善しているのに，小腹（lower abdomen）急（severe pain）・黒色便・小便は利し，その患者が狂者のようであり，畜血（＝瘀血）のあるときに，本剤が有用です。

【組成】大黄（三銭），桃仁（十個皮尖を去って研ぐ），桂枝・芒硝（各半銭），甘草（銭）。

　上記の，芒硝を除く，大黄・桃仁・桂枝・甘草の４味を，先ず水一盞半に入れて煎じて，一盞までにしてから芒硝を入れ，再び1・2回沸騰

させて煎じ，これを温服します。

〔61〕桃核承気湯　組成			
桃仁	5	甘草	1.5
桂皮	4	芒硝	0.9
大黄	3		

【解説】『医方考』によれば，頭痛がなく（without headache），発熱・悪寒するときは，外証の部分は已に解けたと判断する，とあります。また，小腹（lower abdomen）が急（severe pain）な場合は邪が下焦にあります。大便が黒いのは，瘀血が大便を漬けた状態です。また，小便が出ているということは，「血」が病んでいて，「気」は病んでいない状態を表します。ところで，上焦は陽が主体で，下焦は陰が主体です。陽邪が上焦にいると，「陽」が重複するので，これを名づけて「重陽」といいます。重陽になったときは狂ってしまいます。今，熱は下焦にずっと存在し行らないので，上部にある清陽の部分が干されて，天君（mind）は寧ぐことができません。そのために，この証は狂者のようになるのです。

　配合生薬の解説です。桃仁は潤の生薬で，腸を潤沢にすることができ，「血」を滑らかにします。大黄は行らす生薬です。陳（old）を推（＝押）して，新（new）を手に入れます。芒硝は鹹（salty）の生薬で，堅を軟らかくし，燥を潤すことが可能です。甘草は平剤で，胃を調わせて中焦を調和します。桂枝は辛き生薬で，血を流れさせて，滞を行らします。また，血寒のときは流れが止まり，血熱のときは行ります。ですから，桂枝の辛熱を君（君薬）とすることによって，桃仁・芒硝・大黄は，すぐに，血に入ることができて下行の性を助けるのです。これが，桃核承気湯に配合される生薬の意味と考えられます。

【予の口訣（5）】

❶傷寒で，衄血（nasal bleeding）・発狂（craziness）・譫語・黒色便・頻尿・

多尿である場合，その脈を十分に診察して本剤を用います。

❷血痢（bloody diarrhea）・腹痛・逼迫（tenesmus）・黄黒色の下痢，或いは，脈診所見が緊・濇のときは，皆，瘀血であるとし，本剤を用います。

❸酔飽（too much drinking and eating）に因って，胃血が壅遏（block）して熱となり，迫血（frenetic movement of blood）が上行して，吐血・衄血を発症するときに本剤を用います。

❹悩み事があって，気が先ず滞り，その後，血が行らないでいると，最終的に血積（abdominal painful tumor）が形成されます。その証は皮膚が黄色となり，痩せていき，食欲も少なく，胸中が常に苦しみ，逆に過食となり，或いは，胃脘・心に当たって痛（epigastric tenderness）みます。その疼痛は一定の場所にあり，移動しません。脈診は，細微虚濇，或いは，沈弦数実の所見となります。このときは，先ず本剤によって滌いで瘀血を蕩い，後に気血を調理します。

❺産婦が，長期の便秘・吐逆（vomit frequently）・太鼓のような胸腹膨脹で，どうしようもない証のとき，先ず，破血の剤である本剤を加えます。つまり，緊急事態では，まず「標」を治します（symptom treatment）。後に気血を補う薬剤で調理（treatment）します。これが緩むときに，その「本」が治することになります（curative treatment）。大抵，産後の患者は虚になっているので，大いに気血を補う必要がありますが，もし，それでも治らないときには本剤を投与します。

(上 -40)

調 胃 承 気 湯
ちょう い じょう き とう

---

〔74〕調胃承気湯　効能と証

出典：『傷寒論』

■**効能又は効果**

便秘

＜**証に関わる情報**＞　**使用目標＝証**

体力中等度の人の便秘に用いる。

1）腹部膨満感が強く，腹痛し，便秘する場合。

【POINT】太陽病・陽明病で悪寒しないで反って悪熱し，大便秘結 (constipation)・譫語 (talking in delirium) して嘔吐し，日晡 (at evening) に潮熱 (intermittent fever) のある患者に有用です。

【組成】大黄 (六銭半)，芒硝 (一合)，甘草 (三銭)。

これらを一服とします。水二碗に，先ず大黄と甘草の2味を煎じて，一碗にします。滓を去って芒硝を入れ，再び一沸させて，温服します。

〔74〕調胃承気湯　組成			
大黄	2	芒硝	0.5
甘草	1		

【解説と予の口訣（1）】

❶愚が按ずるに，本方は下法の軽い (mild) 薬剤であって，小承気湯よりは強力です。【千福の註：これだけです】

お名前 _{なまえ}		大昭平 年生れ
ご住所	〒 □□□ □□□□	
電話	（　　　）	FAX （　　　）
E-mail		
□ ニュースメールの配信を希望します。		
勤務先	ご職業 医師　薬剤師　鍼灸師　その他	

三乙承気湯
さん おつ じょう き とう

【POINT】三陽（後述）の熱邪が裏（inside the body）に入り，前症（調胃承気湯の症状）があるときに本剤は有用です。

【組成】大黄・芒硝・厚朴・枳実（各半銭），甘草（一銭）。

これらを一服として，水一盞を煎じて七分とし，熱服します。

【解説】愚が按ずるに，三陽とは太陽・陽明・少陽のことです。太陽経より胃の腑に入るものを「太陽陽明」という。陽明の本経より胃の腑に入るものを「正（仲景の文では正陽陽明）陽明」という。少陽より胃の腑に入るものを「少陽陽明」という。3つの陽明は，皆，胃実の証です。このときに本剤が有用です。これは劉河間（劉完素〈1120-1200〉）の方剤です。

【小括】

これまでの6方剤，すなわち，大柴胡湯・小承気湯・大承気湯・調胃承気湯・桃仁承気湯・三乙承気湯は，傷寒の降剤（laxatives）であって，諸病を通治（下法によって治す）する薬剤です。漢方学習者が，常に立方（薬方の成立における背景）の意味を翫味（think over）し，邪が浅深のどこにあるかを酌んで，また，その軽重を分けて，治療薬を投与するならば，患者を夭横（died young）させることはないと考えます。

桂枝湯
けい　し　とう

---

〔45〕桂枝湯　効能と証

出典：『傷寒論』『金匱要略』

■**効能又は効果**

　体力が衰えたときの風邪の初期

＜証に関わる情報＞　使用目標＝証

　比較的体力の低下した人で頭痛，発熱，悪寒，身体痛などがあり，
自然に汗の出やすい場合に用いる。

【POINT】頭痛・発熱・汗出で，風を悪み，脈は緩なる者は，太陽病の
中風です。そのときは本剤が有用です。

【組成】桂枝（一銭半），芍薬（一銭半），甘草（五分），これらを一服とします。
生姜三片，大棗二枚を加えて，水一盞半を一盞に煎じて，温服します。

〔45〕桂枝湯　組成			
桂皮	4	甘草	2
芍薬	4	生姜	1.5
大棗	4		

【解説】愚が按ずるに，この方は，冬季の急性疾患を治します。つまり，
太陽病の傷風【千福の註：『傷寒論』にある「中風」という言葉を使うと，
脳卒中も「中風」なので注意が必要となります】です。春分の後はこれ
を禁忌とします。そのときは，九味羌活湯に変更します。

【予の口訣（3）】

❶春分の後は禁忌と記載しましたが，太陽病で傷風のときは，本方に黄芩一銭を加えて用います。これは桂枝黄芩湯と命名されます。

❷夏に熱が甚だしきときは本剤を用いません。もし，桂枝湯を用いるならば知母一銭・石膏一銭を加えます。或いは，升麻五分を加えます。また，もし患者が生来において虚寒であれば，この加減は用いません。

❸患者が日頃から飲酒を嗜み，甘い物を好まないときは，絶対に桂枝を使用してはいけません。

【解説】『医方考』によれば，傷風にかかると頭部が最初に攻撃を受けます。それで頭痛が生じます。風が表（outside the body）にあるときは表が実します。それで発熱します。風は陽を為し，気もまた陽を為します。同類が相従うときは衛外の気が傷害を受けます。衛が傷害されるときには固まることがありません。津液を衛るものが傷害されるので，固まらないために発汗が生じます。風を悪む理由は，衛気が体表を衛ることができないためです。また，脈が緩脈である理由は，衛気が皷すことができないからです。上の状態は，すべて，太陽病の証です。

配合生薬の解説をします。この太陽中風に用いる「桂枝」は味辛く甘です。「辛」は肌を能く解し，「甘」は表を能く実します。『黄帝内経』によれば，辛甘は発散して，陽を為します。桂枝が持つ，それらの効果によって風を治します。しかし，桂枝による，その走（発散の行き過ぎ）を恐れます。また，陰気が泄れることに注意が必要です。そこで，芍薬の酸味を用いて収めます。この2剤を佐けるのに甘草・生姜・大棗を用います。また，これら3剤は表に発して，裏（inside the body）を和する（stabilize）ことを兼ねています。これらが，配合生薬の意義です。したがって，邪が表にある場合にのみ用います。もし，陽邪が表を去って裏に入れば，裏が燥渇（very dry）することになって，二便（urine and stool）が秘結します。この時期には「承気湯類（上 -37 ～ 41）」が適しています。これを誤って

桂枝湯を用いると，反対になってしまいます。『傷寒論』によれば，「桂枝が咽を下って，陽が盛んになると死ぬ」とあります。思うに，前言の陽邪が表を去り裏に入るためです。また，「桂枝は解肌を本来の働きとする」ともあります。もし，患者の脈が浮・緊で，発熱・無汗（without sweating）であれば投与してはいけません。もし，桂枝湯を与えた場合は表が益して実し，ますます発汗ができない状態となります。絶対にこのことを識っておらねばならず，また，この過ちを犯してはいけません。【千福の註：無汗のときは，次の麻黄湯（上 -43）を参照して下さい】

【加減の法】

❶もし，太陽病で脈が浮，腹が痛むときには，本方に芍薬を再び一銭加えて飴糖（＝膠飴）一匙を入れます。これは「小建中湯（上 -27）」と命名されます。（『傷寒論』第 100 条）

❷もし，傷寒で汗を発した後，身痛み，脈が遅・弱となるときには，本方に黄耆一銭・飴糖一匙を加えます。「黄耆建中湯」と命名されます。（小建中湯（上 -27）の口訣を参照）

❸もし，汗して後に，身痛み，脈が沈なるときには，本方の中に人参一銭を加えます。

❹もし，発汗過多で，心下悸を認め，なでさすろうとするときは，本方より芍薬・生姜・大棗を去って煎服します【千福の註：桂枝甘草湯になります。桂枝と甘草だけです。『傷寒論』第 64 条】。

❺もし，太陽病でこれに下法をかけることが，あまりに早期で，脇熱（表熱と裏寒が合わさること）を成し，下痢が止まず，心下痞して，表裏が解せないときには，本方より芍薬を去り，白朮・人参・乾姜を各一銭加えます。【千福の註：ほぼ桂枝人参湯に相当します。『傷寒論』第 163 条】

---

〔82〕桂枝人参湯　効能と証

出典：『傷寒論』

■効能又は効果

胃腸の弱い人の次の諸症：

頭痛，動悸，慢性胃腸炎，胃アトニー

＜証に関わる情報＞　使用目標＝証

比較的体力の低下した人で，食欲不振，悪心，嘔吐，胃部停滞感，下痢などの胃腸症状に頭痛，頭重，心悸亢進などを伴う場合に用いる。

1）冷え症で顔色悪く疲れやすい場合。

---

❻もし，関脈が沈で実，便秘して，腹痛むときは，これは太陰病に属します。本方に大黄一銭半を加え，再び芍薬一銭を加え，甘草五分を減じます。桂枝大黄湯【＝桂枝加芍薬大黄湯。『傷寒論』第279条】と命名されます。

---

〔134〕桂枝加芍薬大黄湯　効能と証

出典：『傷寒論』

■効能又は効果

比較的体力のない人で，腹部膨満し，腸内の停滞感あるいは腹痛などを伴なうものの次の諸症：

1．急性腸炎，大腸カタル

2．常習便秘，宿便，しぶり腹

＜証に関わる情報＞　使用目標＝証

比較的体力の低下した人で，腹部膨満し，腹痛があり，裏急後重を伴う下痢または便秘のある場合に用いる。

1）便意を催すが，快く排便しない場合。

2）下剤服用後の腹痛。

3）開腹術後に便の快通しない場合。

---

❼もし，傷風で項背が強ばり，汗があって悪風せずして，変じて「柔痙（背部・後頂部が強直する痙病の一種）」を生じるときは，本剤に乾葛一銭を加えます。

❽もし，太陽病で汗多くして「柔痙」を発症するときは，本方に葛根・桂枝・芍薬を各五分，栝楼根・甘草を各一銭加えます。これは桂枝栝楼乾葛湯と命名されます。

❾もし，風湿で身体が痛み，脈が浮・虚・弱，多汗であれば，本剤に附子半銭を加えます。【千福の註：桂枝加附子湯と命名されます。『傷寒論』第20条】

麻黄湯
まおうとう

---

〔27〕 麻黄湯　効能と証

出典：『傷寒論』

■**効能又は効果**

悪寒，発熱，頭痛，腰痛，自然に汗の出ないものの次の諸症：
感冒，インフルエンザ（初期のもの），関節リウマチ，喘息，乳
児の鼻閉塞，哺乳困難

＜**証に関わる情報**＞　**使用目標＝証**

平素から丈夫で体力充実した人の熱性疾患の初期で，頭痛，発熱，
悪寒，腰痛，四肢の関節痛などがあり，自然発汗のない場合に用
いる。

１）喘鳴，咳嗽などを伴う場合。

２）乳幼児の感冒で，鼻閉塞のある場合。

【POINT】太陽の傷寒において，頭痛・発熱・身疼・腰痛・骨節（joint）
利せず・悪寒・汗なく（without sweating）・喘し（cough），脈診が尺寸倶に
緊となるときは，本剤が有効です。

【組成】麻黄（去節二銭），桂枝（一銭参分），甘草（六分），杏仁（十個）。こ
れらを一服に作成します。水一盞半に麻黄を一沸煎じ，上の沫を掠め
去って，除いて余薬を入れ，八分に煎じて滓を去って温服して，汗を取
るようにします。

〔27〕麻黄湯　組成				
杏仁	5	桂皮	4
麻黄	5	甘草	1.5

【解説1】愚が按ずるに，本剤は冬時の即病（そくびょう）（acute disease）を治します。頻用するのは太陽病の傷寒です。春分の後は，これを忌むので，敗毒散・九味羌活湯の類をこれに代えます。しかし，その時期でも重症のときには麻黄湯を用いる必要があります。その選択は，我が心にあります。

【予の口訣（4）】

❶今の医師（ordinary doctor）は，冬時の即病にもまた恐れて用いていません。しかし，まさしく傷寒の太陽証であると疑いのないときは，本剤を用います。

❷生来において寒邪が肺にあって，重くして暴寒を感じ，咳嗽が止まず，哮喘（こうぜん）（bronchial asthma）の患者は本剤を用います。

❸内傷（ないしょう）の病で，風寒が肺に鬱し，咳嗽が止まず，諸治に効なき場合に，麻黄・人参の2味を用いて，これで補瀉を兼ねる方法があります。世にいう，丹渓（たんけい）（朱丹渓（しゅたんけい）〈1281-1358〉）の神方です。或いは，補中益気湯の中に麻黄を加える方法も妙（みょう）（terrific）です。

❹厳寒に天痘疹（smallpox）が出現しにくい場合に麻黄湯を用いて，発疹を誘発します。ただし，怯弱（きょうじゃく）（weak）の小児に本剤は禁忌です。

【解説2】『医方考』によれば，足の太陽経は目の内眥（ないし）（皆は「まなじり」〈晴明（BL1）〉）（inner corner）より起こって，頭・背・腰・膕（ひかがみ）（behind the knee）に循ります。このため，本経絡を通過する場所で，疼痛・運動障害が生じ，寒邪は外（＝表）に束（つか）まり（tie up）ます。人身の陽は宣越することができないので，発熱が生じます。また，寒邪は表にあって寒を思うがままにするので，悪寒がします。そして，寒は臓を閉じるように指令し，このために無汗となります。人身の陽が外に宣越することができな

いときは，必ず内に壅塞し，それで喘（dyspnea）が生じます。また，寒気は剛勁（strong）であるために脈が緊となります。麻黄の形は中空にして虚，麻黄の味わいは辛温にして薄いです。形状が空であることで，そのイメージから腠理（皮膚・筋肉の細かいあや，きめ）を通します。辛は寒邪を能く放散させます。これらの理由で，本剤の君薬となります。臣薬に桂枝を用いて，その肌を解し取ります。佐薬に杏仁を用いて，その気をめぐらします。甘草を配合する理由は，この生薬の辛甘も発散といわれているからです。よくよく，太陽病で汗がなければ，麻黄の出番となるわけですが，難しいものです。注意しないと「患者の虚実，時節の寒暄（cold or warm）を斟酌（consider）しないときは，大量に発汗させて亡陽にしてしまう」とする戒もあります。過度の大量発汗には撲粉（＝八角，大茴香）が適当で，亡陽となった患者には附子湯が有用です。【千福の註：八角はオセルタミビル（Tamiflu®：リン酸オセルタミビル）の原材料です！】

升麻葛根湯

（しょう ま かっ こん とう）

---

〔101〕升麻葛根湯　効能と証

出典：『万病回春』

■効能又は効果

感冒の初期，皮膚炎

＜証に関わる情報＞　使用目標＝証

感冒の初期，皮膚炎に用いる。

１）頭痛，発熱，悪寒などを伴う場合。

２）麻疹など発疹を伴う場合。

【POINT】傷寒（しょうかん）にて目痛み・鼻乾き・眠らず・汗なく・悪寒・発熱するときは，陽明経（ようめいけい）の証です。本剤がこの場合に有用です。

【組成】升麻（しょうま）・葛根（かっこん）・芍薬（しゃくやく）・甘草（かんぞう）（各等分）【ツムラは生姜（しょうきょう）も配合】

〔101〕升麻葛根湯　組成

葛根	5	甘草	1.5
芍薬	3	生姜	0.5
升麻	2		

【予の口訣（４）】

❶陽明の証で，悪寒せず（without chilly）・発熱・煩燥（はんそう）（panicking）するものは，熱が胃に入っています。このときは白虎湯が適応です。大便が秘結（constipation）し，腹が脹り（abdominal distension），譫語（せんご）（talking in delirium）

するときは大承気湯・小承気湯・調胃承気湯が適応です。陽明の証にあっ
て，悪寒があり (with chilly)・発熱するときは，熱が肌表にあります。こ
のときに本剤を用います。

❷冬に，寒さが割と厳しいのに，反って「温かい」というときは，人
は不正の気を受けて病気となります。これを「冬瘟」といいます。本剤
はこのときに有用です。【千福の註：「温病」に用いよ，ということ】

❸「瘟疫」及び「傷寒」にて，発癍 (eruption) するときは本剤を用い
ます。思うに，升麻・葛根・甘草の３生薬は，肌熱を能く解し (improve)，
芍薬は能く栄衛 (nutrition and immunity) を和する (stabilize) 生薬です。熱
が甚だしく，癍 (macula) の多い患者には，玄参・犀角・牛蒡子の類を
加えます。

❹痘疹がまだ出ていない，或いは，少し出現しているときは，本剤を用
います。しかし，痘疹が大量に出現した後は，もう，これを用いません。

【千福の註：❸と❹は，麻疹・風疹・伝染性紅斑・水痘の初期治療に
有用ということと考えます】

『医方考』によれば，足の陽明の脈は，目に抵り，鼻を挟みます。そ
れゆえに，目痛・鼻乾して，不眠となるとしています。加えて，陽明の
経は胃に属します。胃が邪に傷害されると安臥できません。これらの初
期には，未だ狂に及びませんが，放置すると脳が障害を受けるでしょう。

無汗で，悪寒・発熱のときは，表に寒邪があります。薬の性である「辛」
は表に達せしめることができます。加えて，「軽き」性は実を除去する
ことができます。本剤に配合される升麻・葛根は，今述べた「辛」で
「軽き」ものです。ゆえに，この２剤は，表に達して実を去ることができ
ます。さらに，寒邪が人を傷害するときには，気血は壅滞 (congestion) し
ます。そこで，甘草を使って気を調え，これを佐けます。

これら升麻・葛根・甘草の３方は，傷寒の表を攻める要薬であり，し
かも，諸病においても通用します。次のような質問があるかもしれませ

ん。「桂枝は肌を解くことで傷風を治します。升麻は表を発することで傷寒を治します。傷寒・傷風の外に，どのようなときに本剤を用いますか？」 答えて曰く，「漢方薬の方剤数は百千あるでしょうが，分類すると「補・瀉」の２者しかありません。「瀉」は「汗・吐・下」の３法です。「その表を発して，肌を解く」という汗法は，様々な治療にかかわりをもつことができます。たとえば，本剤を用いなくとも，その意図をくみ取ることができます。許学士【千福の註：許叔微（1079-1154）のこと。『普済本事方』の著者。本事方の傷寒病・時疫については，ほぼ張仲景の方剤を踏襲して記載されています】は次のようにいっています。「予（許学士）は張仲景の書物を読んで，治療には，すべて彼の薬方を用いています」と。この言葉は大切です。唐・晋の時代に，漫然と仲景の方剤が用いられました。そのために，熱性疾患でない「雑病」を治療するときに，多くの誤用がありました。その結果，「効果がない」と早とちりして，仲景の方剤を棄て，これを用いていないのです。基本は大切なのに，惜乎（ああ，もったいない！）。

(上 -49)

清暑益気湯
せい しょ えっ き とう

---

〔136〕清暑益気湯　効能と証

出典：『医学六要』

■**効能又は効果**

暑気あたり，暑さによる食欲不振・下痢・全身倦怠，夏やせ

＜証に関わる情報＞　使用目標＝証

比較的体力の低下した人で，食欲不振，全身倦怠感を訴える場合
に用いる。

1）軟便，尿量減少，自然発汗，手足の熱感などを伴う場合。

2）いわゆる夏やせ，夏まけに多用される。

【POINT】長夏【千福註：晩夏（late summer）のこと。中国ではこの頃，
蒸し暑い】の湿熱が厳しく，これに対して人が四肢困倦・精神短少となっ
て，動作において懶く（fatigue），身体が熱くなって，気が高く，心煩（chest
discomfort）するときに本剤は有用です。

【組成】人参・白朮・陳皮・神麴・沢瀉（各五分），黄耆・蒼朮・升麻（各
一銭），麦門冬・当帰・黄柏・甘草（炙各三分），五味子（九粒），青皮・乾
葛（各二分）。

〔136〕清暑益気湯　組成			
蒼朮	3.5	当帰	3
人参	3.5	黄柏	1

麦門冬	3.5	甘草	1
黄耆	3	五味子	1
陳皮	3		

【予の口訣（2）】

❶気弱の人が「暑湿」に遇（あ）って，この「暑」「湿」の二字が，すなわち，この方を用いる眼目です。それで決まりです。東垣（とうえん）（李東垣〈1180-1251〉）の意を得ています。熱証と診断して，かつ，虚熱を合併する患者に本剤を用います。

❷老人や虚弱な人が長夏（晩夏）のときに養生を願うときは，本剤を少々投与します。これがまたよいのです。

【解説】『医方考』に曰く，夏に暑冷が行り，これが長夏（晩夏）にまで至るときは湿冷をも兼ねるものです。この方は一緒にこれらを治します。先の状態で，①暑熱・蒸炎によって表気が泄（も）れやすい状態であることと，②中気（中焦の気）が諸気の源（みなもと）であることを記憶しておいてください。

さて，配合生薬の解説をします。黄耆によって表を実して，泄れやすくなった気（表気）を固くします。白朮・神麴・甘草によって中焦を調えて，諸気の源に培（つちか）います。酷暑が横流（おうりゅう）（overflowing）して肺（金）が病を受けます【千福の註：酷暑を「火」と考えると，相克関係の相手は「金」になり，ここが障害を受けます】。人参・五味子・麦門冬が一塊となって肺を補い，一塊となって肺を収め，一塊となって肺を清くします。この3生薬を名づけて「生脈散（しょうみゃくさん）（上-8）」といいます。『黄帝内経』によれば，その勝たざる所を扶（たす）ける，とあります。「火」が盛んになるときは，「水」は衰えます。そこで，黄柏・沢瀉により，その化源を潤します。液がなくなれば口渇するので，当帰・乾葛によって胃液を生じさせます。清気が昇らない状態に対して，升麻が昇らします。濁気が降りないときには二便を理（利）する必要があります。蒼朮は長夏による湿の合併に対し

て用いています。【千福の註：上記した『医方口訣集』の組成は15味で，これは『内外傷弁惑論』(1274年，李東垣) の組成です。一方，医療用エキス剤は上に枠内で記載したように9味で，『医学六要』(1644年，張三錫) のものとされています。薬味が多いと即効性がないので改良されたものと思います】

新增愚按口訣中

中山三柳新増

（中 -1）

香蘇散
こう そ さん

---

〔70〕香蘇散　効能と証

出典：『和剤局方』

■効能又は効果

　胃腸虚弱で神経質の人の風邪の初期

＜証に関わる情報＞　使用目標＝証

　平素より胃腸虚弱で，抑うつ傾向にある人の感冒の初期に用いる。

　1）食欲不振や軽度の悪寒，発熱などを伴う場合。

　2）葛根湯や麻黄湯などの麻黄剤では食欲不振を起こす場合。

【POINT】四季を通じての感冒・カゼ・頭痛・発熱に有用です。

【組成】紫蘇・香附（各二銭），陳皮（去白一銭），甘草（二分）。

　上記に生姜一銭を加えて，水煎して服用します。無汗の患者では葱白（ねぎ）5茎を加えます。

〔70〕香蘇散　組成			
香附子	4	甘草	1.5
蘇葉	2	生姜	1
陳皮	2		

【解説】風邪によるものでは，軽症の傷風にしても重傷の傷寒にしても，これら「風寒」といわれるものは，初期には病変の主体が皮膚にあり，頭痛・発熱を発症するものです。しかし，『傷寒論』にある六経（六病位）

の症状がみられない風邪もあって，これを感冒といいます。そのような
ときが，この香蘇散であると考えています。

　紫蘇は辛・芬です。この「芬」とは香ばしい香りがする性質を表します。
気味・質は，ともに軽いものです。発汗作用を有し，皮膚にある表邪を
解除します。この邪気が進行してくると，抵抗力を持つ正気（真気と同じ。
immunological and nutritional power）が渋滞します。香附子・陳皮は辛・温で，
よく気を働かし，この渋滞を散開させます。そして，正気が運行を再開
すれば，邪気は自然と消失します。甘草の甘・平は中焦を調和すること
で，正気の働きを助ける程度のものです。

【予の口訣（4）】
　❶軽症の感冒に本剤を用いて発汗させます。
　❷気鬱の患者。すなわち，息苦しい，胸苦しいなどの胸部症状があっ
て，神経痛，意欲低下，頭痛などの症状があるときに，本剤でこの鬱を
解除させます。
　❸鬱熱して発汗がなく，改善と増悪を繰り返すときは，本方に柴胡・
山梔子各一銭を加えて投与します。
　❹婦人，室女（old maid）が悩み事などで，突然に悪寒・発熱するときは，
妊娠前・産後を問わず，すべて，本剤で加療します。

参蘇飲
じん　そ　いん

〔66〕参蘇飲　効能と証

出典：『和剤局方』

■**効能又は効果**

感冒，せき

＜証に関わる情報＞　使用目標＝証

胃腸虚弱な人の感冒で，すでに数日を経てやや長びいた場合に用いる。

1）頭痛，発熱，咳嗽，喀痰などを伴う場合。

2）心窩部のつかえ，悪心，嘔吐などのある場合。

【POINT】四季を通じての，感冒・発熱・頭痛・咳嗽・声が重く・膿性鼻汁（がいそう）に有用です。

【組成】紫蘇（しそ）・桔梗（ききょう）・枳殻（きこく）・陳皮（ちんぴ）・半夏（はんげ）・白茯苓（びゃくぶくりょう）・人参（にんじん）（各一銭），前胡（こ）（かっこん）・葛根（各二銭），木香（もっこう）（五分），甘草（かんぞう）（一分）。

上に生姜（しょうきょう）・大棗（たいそう）・桂皮（けいひ）各二銭を加えて，水煎して服用します。

〔66〕参蘇飲　組成			
半夏	3	大棗	1.5
茯苓	3	人参	1.5
葛根	2	甘草	1
桔梗	2	枳実	1

| 前胡 | 2 | 蘇葉 | 1 |
| 陳皮 | 2 | 生姜 | 0.5 |

【解説】本剤は発散を和緩させる効能を有すると考えています。したがって，老人・虚人（虚弱体質者）・小児・疲労倦怠時・妊娠時，これらすべての感冒に投与可能です。風寒が皮膚などの表（outside the body）にある場合は，当然，発汗させるべきです。したがって，紫蘇・葛根・前胡が配合されています，邪が集まる場所は，必ず「気」が虚して（decrease）いきます。そこで，もちろん，人参・茯苓・甘草を用いて補気するわけですが，さらに，木香・半夏・枳殻・桔梗・陳皮の配合によって，痰を消去して気を順らせるようにもします。生体防御に働く「正気（＝真気）」が順り始めると，邪気は滞留することできないからです。

　ここで，次の質問をする方もいるでしょう。「一般の臨床医は，日常診療で人参・木香を配合していないが，これでよいのか？」と。実は，予がこの本を著す少し前に『病家要覧論（？）』を読んでいるときに，次の２つの記載を目にしました。①龔廷賢（16-17世紀，『万病回春』の著者）によれば，「熱発のある咳嗽患者では人参を除去するほうがよい。これを『肺火労咳』といい，人参の配合が最もよろしくない」と。さらに，②「気が盛んであるときは，木香を除去するほうがよい」と。この理由は，正気ではなく熱邪の気，つまり，邪気のほうが木香によって，さらに盛んになるのを恐れてかと思われます。しかし，予は，木香の配合はよいのではないかと考えています。

【加減の方法（９）】

❶天候が寒い時期。①感冒で悪寒・無汗・咳嗽・喘急，②傷風で無汗・鼻塞・声重く・咳嗽，以上①②の場合は，本剤に麻黄二銭と杏仁一銭を加えます。

❷感冒の初期で，肺症状が多く，発熱があるときは杏仁・黄芩・桑白

皮の各一銭を加えます。

❸肺寒咳嗽（寒邪による肺病での咳）には五味子・乾姜の各五分を加えます。

❹胸の中が詰まって苦しいという「胸満」があって，痰が多くあれば，栝楼仁一銭を加えます。

❺気促喘嗽（呼吸苦のある咳）には知母・貝母の各一銭を加えます。

❻発熱には柴胡・黄芩を加えます。

❼頭痛には，川芎・細辛を加えます。

❽咳嗽が長期に止まらず，微熱が持続するときは，知母・貝母・麦門冬を加えます。

❾妊娠の傷寒のときは，半夏を去って，香附子・黄芩を加えます。

（中-9）

三因七気湯（別名，四七湯）
半夏厚朴湯

---

〔16〕半夏厚朴湯　効能と証

出典：『金匱要略』

■効能又は効果

気分がふさいで，咽喉，食道部に異物感があり，ときに動悸，めまい，嘔気などを伴う次の諸症：

不安神経症，神経性胃炎，つわり，せき，しわがれ声，神経性食道狭窄症，不眠症

＜証に関わる情報＞　使用目標＝証

体力中等度以下の人で，顔色がすぐれず，神経症的傾向があり，咽喉が塞がる感じ（いわゆるヒステリー球）を訴える場合に用いる。

1）気分がふさぎ，不眠，動悸，精神不安などを訴える場合。
2）呼吸困難，咳嗽，胸痛などを伴う場合。
3）心窩部の振水音を伴う場合。

【POINT】七気が干し合うこと（interfere）によって，陰陽の昇降ができなくなり，攻衝（collide）して痛みが生じる場合に，本剤は有用です。

【組成】半夏（製五銭），茯苓（四銭），厚朴（三銭姜汁炒），紫蘇（二銭）。

これらに，生姜二銭を入れ，水煎して服します。

〔16〕半夏厚朴湯　組成			
半夏	6	蘇葉	2
茯苓	5	生姜	1
厚朴	3		

【解説】『医方考』に曰く，三因とは，内因・外因・不内外因のことです。七気とは，寒気・熱気・怒気・恚気・喜気・憂気・愁気のことです。三因が七気を鬱して，昇降の妨げがあると，攻衝して痛みます。そのときが本剤の適応です。紫蘇の辛芳は七気を発散させます。厚朴の苦温は七気を下します。半夏の辛温，茯苓の淡滲は，食事によってかかわり合った七気を平らかにすることができます。

　愚が按ずるに，医療は偏ることがあります。これは昔からそうであって，かつての名医たちがしばしばこれを嘆いています。たとえば，瀉に偏る治療をする医師は参耆を悪みます。これは，蛇蠍（snake and scorpion）の如くに嫌う状態です。逆に，補に偏るときは，壁の内側に穴を開けて，そこにまだ添え柱を入れるぐらい頑丈にします。真に哀しむべきことです。そこで，先哲の医案を載せることとして，覆轍の戒（前車覆轍：先人の失敗を活かす）と致しましょう。

　括蒼の呉球（有名な医師か？）による，症例報告を呈示します。

　職業：官に勤務する者，年齢：70歳。

　現病歴：少年のときに虚損を患い，このためか，以前から補剤の服用が好きでした。ある日のこと，原因不明の頭目眩暈（vertigo or dizziness）・精神短少（nervousness）があることから治療薬を希望し来院されました。治療薬を調剤しようとしたときに，これまでの治療歴のことを次のように告げられました。「以前から人参養栄湯・補中益気湯などを服用するとき，その一回の服用に人参3〜5銭を用いていました。そうすると，その効果はきわめて速やかでした」と。そこで，医師の呉は診察もせず

に前方の倍に値する人参・熟地黄を用い，加えて，効を弗（わか）さんとすべての生薬を倍にしました。年高くして気血両虚があるのだから，当然，本剤を固めた「丸」と「湯」とを合して併用すれば，速やかに効果があるはず，と考えました。ところが，これを数回服用すると，筋脈が反し，さらに，呼吸は急となっていました。医師の呉がその脈を診ると，大にして力は弱い状態でした。そこで，呉は患者に質問しました。「この病は情によって発生していると思うのですが，……」。曰く，「呉先生，実は家に帰って休もう（「退職する」ということか？）と思っていたのですが，帰路の途中で，やはり留まって仕事をしようかと悩んでいました」「そういうことでしたか。抑鬱もなくこのような状況になるはずがありませんよ。それに，貴殿は年配者でいらっしゃる。それだけでも気は鬱するものですよ」と。さらに，「私が同病異名・同脈異経の説を審（つまびらか）にしないで，適当に補薬を投与してしまっています。病気が長びいた原因ですよ」。患者は嘆きながら，「その言葉は，深く私の病に的中しています」と。最後に，本剤の四七湯を数服用いて，わずかに気血を寛げたところ穏やかとなり，10日ほどして治癒しました。

　また，按ずるに，諸気が調わずに疼痛となるときは一様ではありません。①手足の疼痛が走り注いで，痛風のようなとき，②拘攣・搐搦（ちくじゃく）(tremor)，③心胸・膈腹が激痛して耐えられないようなとき，④寒熱が交作するとき，⑤小便が少量で渋り，淋病のようなとき。これらはその症状を詳細にして，すべて，本剤を用いるとよいです。【千福の註：この項目で有名な咽中炙臠（いんちゅうしゃれん）・梅核気（ばいかくき）のことは一切触れていません】

清肺湯

せい はい とう

---

〔90〕清肺湯　効能と証

出典：『万病回春』

■効能又は効果

　痰の多く出る咳

＜証に関わる情報＞　使用目標＝証

　比較的体力の低下した人で，粘稠で切れにくい痰が多く咳嗽が遷
　延化した場合に用いる。

　1）上記症状が長びいて咽喉痛，嗄声，血痰などを伴う場合。

　2）慢性化した呼吸器疾患で痰の多く出る咳。

【POINT】痰が多く・咳嗽が止まらないときに有用です。

【組成】陳皮・白茯苓・桔梗・貝母（去心姜汁浸）・桑白皮・黄芩（酒炒）（各
一銭），杏仁・（去皮尖炒）・天門冬・麦門冬・山梔子（炒）・当帰（各七分），
五味子（炒七粒），甘草（二分）。

　右に生姜・大棗各一銭半を入れ，水煎して服します。

〔90〕清肺湯　組成

当帰	3	大棗	2
麦門冬	3	陳皮	2
茯苓	3	天門冬	2
黄芩	2	貝母	2

桔梗	2	甘草	1
杏仁	2	五味子	1
山梔子	2	生姜	1
桑白皮	2	竹筎	2

【解説】愚が按ずるに，まず配合生薬の解説をします。陳皮・茯苓・桔梗・貝母・桑白皮・杏仁はすべて，痰を除く生薬です。天門冬・麦門冬の苦甘寒という性味によって，肺（金）を清くします。五味子は酸温によって肺気を収めます。黄芩・山梔子は上熱を清くし，痰火を退けます。当帰・甘草は血脈を調え，逆気を調和します。以上の構成によって，清肺湯は痰嗽（cough caused by sputum）を治療する要剤です。長期に嗽が止まず，労怯（malaise）となった患者にも有用です。肺脹（chest expansion）・喘満（chest expansion and tachypnea）・気急（dyspnea）の場合には蘇子（＝紫蘇子）・沈香・竹瀝・姜汁を加えます。

小子（disciple）が次の質問をしてきました。「前項の括楼枳実湯は当帰を用いています。この清肺湯にも当帰が配合されています。通常，当帰は血脈を調和するとなっています。そうならば，痰咳（cough & sputum）の治療において，どうかかわっているのですか？」 予が答えます。「王海蔵（王好古，1200？-1264）は，当帰が血薬であるのに，どんな理由で胸中の欬逆や上気を治すのかという，今の質問に対して，次の考察をしています。当帰の味は辛で散らすことができます。つまり，血薬の中の気薬なのです。いうまでもなく，欬逆・上気とは陰が虚して，陽の付く場所もないから生じています。それゆえに，血薬を用いて陰を補うばかりでなく，気も降ろす必要があるのです。これが，当帰を用いる理由なのです，と」。

大防風湯
だい ぼう ふう とう

---

〔97〕大防風湯　効能と証

出典：『和剤局方』

■効能又は効果

関節がはれて痛み，麻痺，強直して屈伸しがたいものの次の諸症：下肢の関節リウマチ，慢性関節炎，痛風

＜証に関わる情報＞　使用目標＝証

比較的体力の低下した人で，顔色が悪く，関節の腫脹・疼痛・運動機能障害などがあり，一般にこれらの症状が慢性に経過した場合に用いられる。

【POINT】風を去り，気を順らし，血を活かし，筋肉を壮んにします。また，下痢の後，脚が弱り緩み痛み，そのために行履（daily living）が困難となる。これを漢方医学的に「痢風」と命名しますが，その病態を治療します。或いは，両脚腫痛し，足脛枯腊（atrophy）となる，名づけて「鶴膝風」など，すべての麻痺・痿軟・風湿（RA, etc.）で，虚を挟む（complicate）徴候のあるときは本剤を服します。その効は神の如きです。

【組成】黄耆・当帰・熟地黄・白芍薬・防風・杜仲（粗皮を去り，細切し，姜汁で炒りて絲断する）（各一銭），白朮（一銭半）・川芎・附子（各七分半），人参・甘草・牛膝・羌活（各五分）。

これらに生姜と大棗を各一銭加え，水煎して服します。

[97] 大防風湯　組成			
黄耆	3	甘草	1.5
地黄	3	羗活	1.5
芍薬	3	牛膝	1.5
蒼朮	3	大棗	1.5
当帰	3	人参	1.5
杜仲	3	乾姜	1
防風	3	附子	1
川芎	2		

【解説】虞花渓（虞天民：『医学正伝』（1515年刊）の著者）によれば，本剤は，
①当帰・川芎・芍薬・熟地黄【千福の註：この4剤で四物湯です】を用
いて補血し，②参耆（人参＋黄耆）・白朮・甘草を用いて補気し，③羗活・
防風を用いて風湿を散らし，それで関節に効果をもたらします，④牛膝・
杜仲を用いて腰膝を補い，⑤附子を用いて参耆の気をめぐらし，周身の
脈絡に走らせます。要するに，本剤は気血両虚の治療をベースとしなが
ら，併存する関節炎や下肢の萎縮のために歩行困難となった患者に対す
る聖薬です。その効果というものは下痢の後の風（先述した「痢風」）を
治療する状況を見て判断していただきたいです。要するに，本剤は栄養
不足による痿弱（paralysis）を治すことはできますが，あり余っているよ
うな風痺（numbness, neuralgia），たとえば，Diabetic neuropathy などを治す
ことはできません。

【予の症例報告】
　症例は一壮夫（young male）。半年間，瘧（malaria）に罹患したため，手足
の筋力は低下し，しびれ感が認められました。症状は，特に下肢が重篤で，
歩行困難となっていました。皮膚病変として，右膝上部に激痛を伴う膿
瘍がありました。10日後の大きさは約9cm，これは自壊して自然治癒と

なりました。また，膝下にも腫痛のある膿瘍がありました。こちらに排膿は見られましたが，改善傾向にはありませんでした。やがて，右下肢の筋力低下・神経症状とも悪化し，筋肉痛のために体動困難な状況で，全身状態もきわめて不良となりました。夜間には，発熱・自汗・盗汗があり，食欲不振ともなりました。そこで，補中益気湯・十全大補湯・六味丸などを投与しましたが無効でした。さらに，左下肢膝上に新たに膿瘍が生じるという状況でした。その際の漢方医学的な脈診では，六脈は沈細で遅でした。ただし，腎・命門部は力があって左右同様の所見でした。以上から，「気血が両者ともに虚して，湿熱が下焦に存在するもの」と診断し，大防風湯に変方することとしました。基本配合処方から附子を半減した大防風湯で投与開始しました。本剤の 10 数回服用時で食欲が改善，自汗・盗汗も消失しました。20 数回服用した時点で解熱があり，すべての皮膚病変が完治しました。そして，120 〜 130 回の服用にて，筋の萎縮は改善し，しびれ感も消失しました。以後は，上肢・下肢とも健常な状態にまで回復しました。念のため追加で，本剤から六味丸に変方して服用してもらい，完全な回復となりました。

清上防風湯
せい じょう ぼう ふう とう

---

〔58〕清上防風湯　効能と証

出典：『万病回春』

■効能又は効果

にきび

＜証に関わる情報＞　使用目標＝証

比較的体力のある人の，顔面および頭部の発疹で発赤の強いもの，化膿しているものなどに用いる。

1）青年者の面皰。

【POINT】上焦の火を清くし，頭部・顔面の生瘡（ulcer）・癤（furuncle）・風（eczema, seborrheic eczema）・熱毒（abscess）・腫（tumor）などの証を治します。

【組成】防風（一銭），荊芥・薄荷・黄連（酒炒）・山梔子・枳殻（各五分），黄芩（酒炒）・川芎（各七分），連翹・白芷・桔梗（各八分），甘草（二分）。

これらを，水煎して食後に竹瀝一匙を入れ服すと，最善です。

〔58〕清上防風湯　組成			
黄芩	2.5	連翹	2.5
桔梗	2.5	黄連	1
山梔子	2.5	甘草	1
川芎	2.5	枳実	1

浜防風	2.5	荊芥	1
白芷	2.5	薄荷	1

【解説】愚が按ずる，生薬の解説を致します。防風・荊芥・薄荷の３剤でもって頭目を清くします。黄芩・黄連・山梔子の３剤は鬱熱（火熱・積熱）を清くします。川芎・白芷・枳殻の３剤は上焦の滞気を散開させます。連翹は湿熱を能く逐い，腫毒を消します。桔梗は他剤を載せて上焦に昇らせます。甘草は逆上を調和します。

【予の口訣（5）】

❶上焦が実して，頭痛・眩暈するときに本剤を用います。或いは，痰火（痰が集まって火と化したもの）が合併しているときには半夏・南星（天南星と同じ）を加えればベストです。

❷頭部・顔面が上熱して瘡（skin disease）を発症しているときは，本剤を用います。また，風眼（purulent conjunctivitis）・赤眼（conjunctivitis）などには，菊花を加えて用います。

❸風熱・耳痛によって膿水が出るときも本剤を用います。（Suppurative otitis media）

❹風熱・湿熱・歯痛・齦腫（gingivitis）は生姜を加えて本剤を用います。

❺酒齇（rosacea）・鼻紅（rosacea）・紫腫では荊芥・薄荷・桔梗を除いて，升麻・葛花・人参・紅花を加えて，本剤を用います。

温 胆 湯
うん たん とう

---

〔91〕竹筎温胆湯　効能と証

出典：『万病回春』

■効能又は効果

インフルエンザ，風邪，肺炎などの回復期に熱が長びいたり，また平熱になっても，気分がさっぱりせず，せきや痰が多くて安眠が出来ないもの

＜証に関わる情報＞　使用目標＝証

比較的体力の低下した人で，感冒などで発熱が長びき，あるいは解熱後，咳が出て痰が多く，不眠を訴える場合に用いる。

１）精神不安，心悸亢進などを伴う場合。

２）季肋下部に軽度の抵抗・圧痛を認める場合（胸脇苦満）。

【POINT】心と胆が怯弱で，持続性の動悸である「怔仲」，少しのことで驚くことの「易驚」となる患者に，本剤は有用です。

【組成】半夏・竹筎・枳実（各二銭），生姜（四銭），陳皮（三銭），甘草（一銭）。

〔91〕竹筎温胆湯　組成

半夏	5	陳皮	2
柴胡	3	黄連	1
麦門冬	3	甘草	1
茯苓	3	生姜	1

桔梗	2	人参	1
枳実	2	竹筎	3
香附子	2		

【解説】『素問』の霊蘭秘典論篇第八に曰く，心は「君主の官」であり，精神活動の根本とされる「神明」はここに由来します。一方で，胆は，公正中立な「中正の官」で，善悪の判断・決断はここに由来します。たとえば，いろいろと思いをめぐらすときに，「心」はこのために疲れます。一方，事情が決まらないときは，「胆」がこのために疲れます。このような背景で発症する場合は，帰脾湯・安神丸などが順当で，温胆湯を第一選択剤とはしません。しかし，患者の「痰」が中焦に存在するために，昇降が妨害されるときは，少陰は降りず，少陽も昇らないということになります。すると，心はこのために疲れ，胆もこのために疲れます。そこで，その痰を去れば，少陰は降りて少陽は昇り，心・胆が調和して治ることになります。「温」は養う力をもちます。心・胆は火・木の臓腑です。つまり，温が養うことの義をもつので，この方がよいのです。

半夏・枳実・生姜・陳皮，すべて「痰」を除去する生薬です【千福の註：枳実以外は「温」薬です】。竹筎の使用目的は，痰熱を清くすることにあります。また，甘草は痰逆を調和するので配合されます。

【予の口訣（4）】

❶胸部不快（心煩）・持続性の動悸（怔忡）・いわゆる「胸騒ぎ」（驚悸）の症状に有用です。特に肥満傾向の患者の多くは，「痰」が集まって火のような状態である「痰火」といわれる病態になります。この際に，必ず本剤を用います。

❷大病の後，心・胆が調和せずに，虚熱によってソワソワとする「虚煩」が生じて，不眠となるときに用います。

❸睡眠中に喜驚，或いは，悪夢・夢精・眩暈などがあり，生来，痰飲

のある患者に用います。

❹胸中不快があり，消化管の通過障害である「膈症」に似ていて，そ
れの軽症時に用います。

半夏白朮天麻湯
はん げ びゃくじゅつてん ま とう

---

〔37〕半夏白朮天麻湯　効能と証

出典：『脾胃論』

■効能又は効果

胃腸虚弱で下肢が冷え，めまい，頭痛などがある者

＜証に関わる情報＞　使用目標＝証

比較的体力の低下した胃腸虚弱な人が，冷え症で，持続性のあまり激しくない頭痛，頭重感，めまいなどを訴える場合に用いる。

1）悪心，嘔吐，食欲不振，全身倦怠感などを伴う場合。

2）腹部が軟弱で，心窩部に振水音を認める場合。

【POINT】四肢が冷え，重症時は意識障害となる「痰厥」のようなときで，頭痛・眩暈する病態に有用です。

【組成】黄柏（一分半），乾姜（三分），沢瀉・白茯苓・天麻・黄耆・人参・蒼朮（各三分半），神麹（炒）・白朮（各五分），麦芽・半夏（湯去皮臍）・橘紅（≒陳皮）（各七分半）。

　上記の生薬を，細切し一服として作成します。水二盞に生姜一銭を加えて煎じます。一盞までに至り，粗（＝渣？）を去って，稍，熱します。食前に一服すると治ります。

〔37〕半夏白朮天麻湯　組成			
陳皮	3	黄耆	1.5
半夏	3	沢瀉	1.5
白朮	3	人参	1.5
茯苓	3	黄柏	1
天麻	2	乾姜	1
麦芽	2	生姜	0.5

【解説】虞天民（花渓）（『医学正伝』の著者）によれば，半夏白朮天麻湯は痰厥の頭痛・眼前暗黒感・頭旋（めまい）・悪心・煩悶・気促（呼吸困難）・上喘・無力を治療します。患者の言葉では，「心神が顛倒する・目を開けていられない・嵐の中にいるよう・頭は苦痛で裂けるよう・身体が重くて山のよう・手足がすごく冷えて安静に寝ていられない」と表現されます。この頭痛は重症で，これを「足太陰の痰厥による頭痛」といい，治療には半夏が必須です。次の眼前暗黒感・頭旋・風虚には天麻が必須です。黄耆は，その性味の甘温によって火を瀉し，気を補い，表を実し，汗を止めます。人参は，同じく甘温で，火を瀉し，中焦を補い，気を増やします。白朮・蒼朮の2朮はどちらも，苦甘温で，湿を除き，中焦を補います。沢瀉・茯苓には利尿効果があり「湿」を外へ導きます。橘皮は苦温で，やはり気を増やし，中焦を調えます。神麹は食べ過ぎ・胃もたれ・消化不良を治します。麦芽は中焦を寛げ，脾を助けます。乾姜は辛熱によって，中焦にある寒の状態を改善します。黄柏は苦辛によって，冬天に小火がおこり，在泉（一番寒い60日間）に燥を発します（以上は虞花渓の論，東垣の説です）。

川芎茶調散
せん きゅう ちゃ ちょう さん

---

〔124〕川芎茶調散　効能と証

出典：『和剤局方』

■効能又は効果

かぜ，血の道症，頭痛

＜証に関わる情報＞　使用目標＝証

体力の強弱にかかわりなく，感冒などの初期にみられる頭痛や特発性の頭痛に用いる。

1）感冒では初期で，頭痛の他，悪寒，発熱，関節痛などのある場合。

【POINT】諸々の風が攻め上って生じる，頭目の昏痛（clouded and painful head & eyes）・鼻塞（nasal obstruction）・聲重（nasal voice）を治します。

【組成】薄荷（四銭），荊芥穂（→穂）・川芎（各二銭），羌活・白芷（各一銭），細辛（半銭），防風・甘草（各一銭三分）。

　上記の生薬に細茶二銭を入れ，水煎して服します。或いは，散剤のままで，食後にお茶と一緒に服用します。後の方法もよいです。

〔124〕川芎茶調散　組成			
香附子	4	白芷	2
川芎	3	防風	2
羌活	2	甘草	1.5

荊芥	2	茶葉	1.5
薄荷	2		

【解説】愚が按ずるに，諸々の「陽」は頭部と顔面に集まります。つまり，上より「陽」を受けることで，様々な風が生じて，これがすべて頭痛の原因となります。鼻の気は天に通ります。つまり，清陽が天に往来する穴ということになります。風が盛んなときは，気は壅がるので，鼻が閉塞し，声は重く（nasal voice）なります，その状況が本剤の適応です。

　配合生薬の解説です。薄荷・荊芥・川芎・羌活・白芷・細辛・防風は，皆，「風」を治療する生薬です。これら味が薄い生薬は「陰中の陽」，すなわち，地より天に昇るもので，この理論によって治すことになります。甘草は諸痛を和緩する目的で使用しています。細茶は頭や目を清利する働きがあるために配合されています。

（中 -43）

滋陰降火湯
じ いん こう か とう

---

〔93〕滋陰降火湯　効能と証

出典：『万病回春』

■効能又は効果

のどにうるおいがなく痰の出なくて咳こむもの

＜証に関わる情報＞　使用目標＝証

体力低下した人で，皮膚の色が浅黒く，咳嗽，粘稠で切れにくい痰などのある場合に用いる。

1）夕方あるいは夜間に咳が頻発する場合。

2）老人や虚弱者で微熱や便秘傾向のある場合。

3）呼吸器疾患が長びいた場合。

【POINT】陰虚火動・発熱・咳嗽・痰喘（bronchial asthma）・口乾・盗汗などの症に本剤を用います。

【組成】当帰（酒洗一銭二分），白芍薬（酒炒一銭三分），生地黄（八分），熟地黄（姜汁炒）・天門冬（去心）・麦門冬（去心）・白朮（各一銭），陳皮（七分），黄柏（蜜水炒）・知母（各五分），甘草（炙三分）。

　上記を一剤とし，生姜・大棗各一銭を加え，水煎し，服するに臨んで，竹瀝・童便・姜汁を少し許り入れて，同服します。

144　中巻

〔93〕滋陰降火湯　組成			
蒼朮	3	当帰	2.5
地黄	2.5	麦門冬	2.5
芍薬	2.5	黄柏	1.5
陳皮	2.5	甘草	1.5
天門冬	2.5	知母	1.5

【解説】雲林龔（龔廷賢〈16-17世紀〉）のこと，『万病回春』〈1587年刊〉の著者）によれば，虚労の症状とは自らの元気不足によって，心腎機能の欠乏状態となり，或いは，労が気血を傷害し，或いは，酒色過度にして徐々に真陰が虧損（decrease）して，相火がそれに随って旺する（increase）ようにして発生します。火が旺すると，最後は真陰を銷鑠（thermofusion）して，症状としては，嗽・喘・痰・熱・吐血・衄血（nasal bleeding）・盗汗・遺精といった，上盛下虚（upper excess and lower deficiency）の形になります。脚手【千福の註：掌蹠のことと思われます】の中央部が熱し皮膚は焦け，午後からは寒を怕れて夜間に発熱します。または，日夜，解熱なく発熱します。或いは，嘈雑（heartburn）・怔忡（palpitation）・嘔噦（nausea and vomiting）・煩燥（panic attack）・胸腹痛となります。飽悶（distension）すれば瀉（diarrhea）となり，痞塊（abdominal tumor）・虚驚（surprise at a trifling matter），顔色は白，口唇は紅で，頭目眩暈・腰背酸疼（severe pain）・四肢困倦・力なく，尿は赤色，脈所見は数大，或いは，虚細弦急。「怪症多端（怪病多痰の誤りか？）」【千福の註：複雑な病気は痰飲という意味】は難治でよく知られていますが，虚労して補を受けないときも難治となります。喉痛（sore throat）で瘡（aphtha）を生じ，声が嗄れるときも難治です。また，長期間に臥床して眠瘡（bedsore）を生じる患者も難治となります。上記のすべての症状・所見が，有名な「陰虚火動」です。

　愚が按ずる配合生薬の解説をします。当帰・芍薬・生と熟の2種類の

地黄によって陰を滋し，血を益す（increase）ことが可能です。黄柏・知母によって陰を滋し，火を降ろします。一方で，火動するときは，「火」と相克関係にある「金（肺）」が襄（brash away）されます。そこで，「金」を救うために天門冬・麦門冬の２剤が必要なのです。また，火が盛んになるときは気が耗ります。そこで，白朮・甘草の２剤によって気を養います。陳皮を使用する理由は痰を消し，気を利すことです。では，童便はなぜ使用するのでしょうか？　朱丹渓（1281-1358）によれば，陰虚火動・熱蒸とは燎のようなもので，服薬で無効のときは，童便でなければ治療不能であるとあり，その理由で加えられます。【千福の註：童便の服用は現代医学における糞便微生物移植法（fecal microbiota transplantation：FMT）の目的で使われたのかもしれません。通常の臨床では乳酸菌製剤やビフィズス菌製剤などの整腸剤を併用すればよいかもしれません】。では，竹瀝は何の目的なのか？　また，朱丹渓によれば，「『黄帝内経』に，陰虚するときは発熱する。この竹瀝の味は甘く，性は緩い。そこで，陰虚によって大熱のある病態を改善する」と。これは，「寒」のときに補う薯蕷（生薬名では「山薬」）の意義と同じ理由で加えられているわけです。追加して次の記載もあります，「竹瀝は痰を滑らかにします。この作用を補助するのに，姜汁の付加が絶対に必要です」と。

【加減の法（13）】

❶骨蒸・労熱のときは，陰虚火動です。このときは，地骨皮・柴胡を加えます。もし，服薬数剤にても熱が退かないときは炒った黒乾姜を三分加えます。

❷盗汗が止まらない患者は，気血が衰えています。黄耆・酸棗仁（炒）を加えます。

❸痰火（痰が集まって火と化したもの）・咳嗽・気急（tachypnea）など，痰が生じるときは桑白皮・紫菀・片芩（＝黄芩）・竹瀝を加えます。

❹咳嗽・痰中に血を帯びるときは難治です。片芩・牡丹皮・阿膠・山

梔子・紫菀・犀角・竹瀝を加えます。

❺乾咳嗽（dry cough）・無痰，及び，喉痛・生瘡（aphtha）・聾啞（deaf and dumb）するときは難治です。片芩・栝楼仁・貝母・五味子・杏仁・桑白皮・紫菀・山梔子を加えます。

❻咳嗽で痰が多いときは，津液が痰を生じ，血を生じないからです。貝母・款冬花・桑白皮を加えます。

❼痰火が熱を作し，煩燥・不安となり，気が火に随って昇るとき，並びに，痰火が怔忡（palpitation），嘈雑（heartburn）となるときは酸棗仁・山梔子を炒め，黄連・竹筎・辰砂・竹瀝を加えます。痰火して驚惕（surprise and afraid）するときの治療も同じです。

❽血虚して腰痛するときは牛膝・杜仲を加えます。

❾血虚して脚腿が枯れ細り，無力で痿弱（motor disturbance）するときは，黄耆・牛膝・防風・杜仲を加え，天門冬を去ります。

❿夢遺泄精（夢精，nocturnal emission）する患者は，やはり，陰虚火動です。山薬・牡蛎・杜仲・破故紙・牛膝を加え，天門冬を去ります。

⓫小便が淋濁するときには，車前子・藋麦（？）・萆薢（草薢）・扁蓄・牛膝・山梔子を加え，芍薬を去ります。

⓬陰虚火動して，小腹（lower abdomen）が痛むときには，茴香・木香を少許加え，麦門冬を去ります。

⓭陰虚火動して，足が常に熱する患者には，山梔子・牛膝を加え，麦門冬を去ります。

（中 -44）

滋陰至宝湯
じ いん し ほう とう

---

〔92〕 滋陰至宝湯　効能と証

出典：『万病回春』

■効能又は効果

虚弱なものの慢性のせき・たん

＜証に関わる情報＞　使用目標＝証

体力が低下した人の慢性に経過した咳嗽に用いる。

1）比較的切れやすい痰で，量のさほど多くない場合。

2）食欲不振，全身倦怠感，盗汗などを伴う場合。

3）呼吸器疾患が長びいた場合のせき・たん。

【POINT】婦人における，虚労（きょろう）の証を治します。

【組成】当帰・白朮（びゃくじゅつ）・白芍薬（びゃくしゃくやく）（炒酒）・白茯苓（びゃくぶくりょう）・陳皮（ちんぴ）・貝母（ばいも）・知母（ちも）（生用）・麦門冬（ばくもんどう）・香附子（こうぶし）（童便浸炒各一銭），薄荷・柴胡（酒炒）（各六分），甘草（かんぞう）（二分）。【千福の註：童便とあるので，前項の滋陰降火湯と同様に整腸剤の併用が有用と考えられます】

上記生薬に煨（とろ火で煮込んだ）生姜（しょうきょう）一銭を加え，水煎して服します。

〔92〕 滋陰至宝湯　組成			
香附子	3	麦門冬	3
柴胡	3	白朮	3
地骨皮	3	茯苓	3

芍薬	3	貝母	2
知母	3	甘草	1
陳皮	3	薄荷	1
当帰	3		

【解説】雲林龔（龔廷賢〈16-17 世紀〉）によれば，「本剤は婦人の諸虚・諸百損・五労七傷（心・肝・脾・肺・腎の疲労と，七つの傷〈感情〉喜・怒・悲・憂・恐・驚・心の疲れ）を治します。また，生理不順（Irregular menstruation），肢躰羸瘦（emaciation）を治します。専ら，経水（menstruation）を調整し，血脈を滋し，虚労（malaise）を扶け，元気（vigor）を補い，脾胃（digestion）を健にし，心肺を養い，咽喉（throat）を潤し，頭目（head and eyes）を清らかにし，心慌（restless）を定め，神魄（mental state）【千福の註：『素問』宣明五気篇第二十三によると，「心は神を蔵し，肺は魄を蔵し，肝は魂を蔵し，脾は意を蔵し，腎は志を蔵す」とあり「神魄」とは心と肺の精神的活動に当たります】を安らかにし，潮熱（intermittent fever）を退け，骨蒸（hot flush）を除き，喘嗽を止め，痰涎を化し，盗汗を収め，泄瀉（diarrhea）を止め，鬱気（depression）を開き，胸膈を利し，腹痛を療し，煩渇（severe thirst）を解し，寒熱を散じ，体痛を大いに祛く奇効がある。盡く述べるに能わず」と。

　愚が按ずる配合生薬の解説をします。当帰・白朮・白芍薬・茯苓・柴胡・甘草の６剤の構成は「逍遙散」です。これらで肝脾の血虚を補うことができます。これに，知母・地骨皮を加えることで，大いに発熱・労熱を解熱します。また，陳皮・貝母によって痰を除き，嗽を治します。麦門冬・薄荷によって肺を潤し，痰を化します。香附子の配合理由は鬱を開き，月経を調えることにあります。

　先に引用した龔廷賢の説は「大げさ」といえるかもしれませんが，「血を補い，熱を除き，痰を化し，鬱を開く」この４つに効果があれば，確

かに，諸証は治癒していくことでしょう。まあ，龔廷賢は何でも治る万能薬のように解説していますが，まんざら「でたらめ」というわけではないようです。

（中-49）

竜胆瀉肝湯
りゅう たん しゃ かん とう

〔76〕竜胆瀉肝湯　効能と証		

出典：『薛氏十六種』

■効能又は効果

比較的体力があり，下腹部筋肉が緊張する傾向があるものの次の
諸症：

排尿痛，残尿感，尿の濁り，こしけ

＜証に関わる情報＞　使用目標＝証

比較的体力のある人で泌尿器，生殖器等の炎症に伴って排尿痛，
頻尿，帯下などのある場合に用いる。

１）急性あるいは慢性の泌尿器・生殖器の炎症性疾患。

２）陰部瘙痒感を伴う場合。

【POINT】肝胆経に熱を蘊む（keep）患者に使用します。

【組成】柴胡稍（二銭半），沢瀉・車前子（各一銭），木通・生姜・当帰（各
一銭），竜胆（五分）。

上記を，水煎して服します。

〔76〕竜胆瀉肝湯　組成			
地黄	5	沢瀉	3
当帰	5	甘草	1
木通	5	山梔子	1

黄芩	3	竜胆	1
車前子	3		

【千福の註：『医方口訣集』にある組成と〔76〕ツムラ竜胆瀉肝湯の組成は若干異なります。『医方口訣集』には「柴胡・生姜」があり，〔76〕ツムラ竜胆瀉肝湯には「地黄・黄芩・甘草・山梔子」が入ります】

【解説】愚が按ずるに，これは李東垣（1180-1251）が肝胆の薀熱を治療するときの要方であります。

　配合生薬の解説をします。柴胡・竜胆の苦寒は肝胆経に入り，そして，亢（肝陽上亢）を抑え，火（肝火上炎）を瀉します。沢瀉・車前子・木通の苦寒は熱を利し，火を瀉します。生姜の甘寒は肝血を凉まします。当帰の甘温は肝の血を和します。

【予の口訣（４）】

❶下疳の瘡（ulcer）が長期間治らず，腐爛が止まらないときは，肝経の湿熱なので本剤を用います。

❷婦人の前陰が痒痛するとき，或いは，瘡（ulcer）がある，或いは，臊臭（urine odor）があるとき，その原因は，すべて肝経の湿熱であり，本剤を用います。

❸淋病で小便が赤く渋り，水道（urethra）が痒痛するときに用います。

❹嚢癰（orchitis, epididymitis）・便毒（inguinal lymph adenitis）・懸癰（Bartholin's cyst, perineal tumor）など，また，焮腫（abscess）が痛みを作し膿水が出るとき（pus discharge）に本剤を用います。

当帰飲
とう き いん

当帰飲子
とう き いん し

---

［86］当帰飲子　効能と証

出典：『済世方』

■効能又は効果

冷え症のものの次の諸症：

慢性湿疹（分泌物の少ないもの），かゆみ

＜証に関わる情報＞　使用目標＝証

比較的体力の低下した人の皮膚疾患で，瘙痒を主訴とし分泌物の
少ない場合に用いる。

1）皮膚が乾燥して湿潤していない場合。

2）老人に適用されることが多い。

【POINT】血熱・癮疹（urticaria）・痒痛，或いは，膿水が淋漓（dripping）・
発熱などの証を治します。

【組成】当帰・芍薬・川芎・生地黄・防風・白蒺藜・荊芥（各一銭半），黄
耆（炒）・何首烏（各一銭），甘草（三分）。右を水煎して服します。

［86］当帰飲子　組成

当帰	5	防風	3
地黄	4	何首烏	2
蒺藜子	3	黄耆	1.5
芍薬	3	荊芥	1.5

川芎	3	甘草	1

【解説】愚が按ずるに，当帰・芍薬・川芎で血を補うことができます。生地黄で血を冷却させることができます。防風・荊芥で表邪を散らすことが可能です。蒺藜子・何首烏によって瘡腫（abscess, tumor）の治療ができます。黄耆で肺を補い，表を養います。甘草で中焦（digestion and absorption）を調和し，気を調えます。たとえば，血虚・血熱の人が外邪を感じる（外感する）と，表気【千福の註：これに衛気と栄気がある】が鬱滞して行らなくなります。このことで，血熱が積蘊（つもりつもって）して，放散できなくなります。すると，これが突然に発して癮疹（urticaria）・痒痛（herpes zoster）ができ，さらに，これが潰れて膿水（pus discharge）がダラダラと流れ出ます。或いは，遍身（on the whole body）に霜片（scales）・疙瘩（tumor）ができる。或いは，斑爛（glittering）・紫暈（tinea corporis, psoriasis）ができ，恰かも癩瘍のようになる。或いは，紫癜（purpura）・白癜（vitiligo），及び，癬疥（scabies）・瘡瘍（ulcer）など，これらは大概，表気が調わずに客熱が鬱積して，栄・血が凝濁するのが原因です。これに対して，「衛（immunity）」を調え，「熱」を去り，「栄（nutrition）」を行らし，血を涼しくさせると，その証を除くことができます。本剤はここに作用します。

柴 胡 清 肝 湯
<small>さい こ せい かん とう</small>

---

〔80〕柴胡清肝湯　効能と証

出典：一貫堂創方

■**効能又は効果**

かんの強い傾向のある小児の次の諸症：

神経症，慢性扁桃腺炎，湿疹

＜証に関わる情報＞　使用目標＝証

腺病質の人で，皮膚の色が浅黒く，扁桃，頸部や顎下部リンパ腺
などに炎症，腫脹を起こしやすい場合に用いる。

1）小児に用いられることが多い。

2）疳が強く，不眠，夜なきなどのある場合。

3）両腹直筋の緊張や，季肋下部に抵抗・圧痛のある場合。

【POINT】肝・胆・三焦の風熱・怒火（fury），或いは，往来寒熱・発熱，
或いは，瘡毒（skin disease, not lues）を頭部（head and face）に発するなどの症
状を治します。

【組成】柴胡・山梔子（炒一銭半），黄芩（炒）・人参・川芎（各一銭），連
翹・甘草（各五分），桔梗（八分）。

　右を水煎して服します。

〔80〕柴胡清肝湯　組成			
柴胡	2	山梔子	1.5
黄芩	1.5	地黄	1.5
黄柏	1.5	芍薬	1.5
黄連	1.5	川芎	1.5
栝楼根	1.5	当帰	1.5
甘草	1.5	薄荷	1.5
桔梗	1.5	連翹	1.5
牛蒡子	1.5		

【千福の註：ツムラ柴胡清肝湯は，一貫堂により工夫されたデラックスな柴胡清肝湯になっています】

【解説】愚が按ずる配合生薬の解説から行います。柴胡・黄芩・人参・甘草は小柴胡湯（しょうさいことう）の生薬です。これらで肝火を清くすることが可能で，また，同時に風熱を退ぞくこともできます。山梔子もまた，肝火を清くすることができ，これは，三焦の湿熱を除きます。川芎は肝経の鬱滞を発散させます。連翹は瘡腫（そうしゅ）の鬱熱を排除します。桔梗は開胸して壅（ふさ）がりを利（めぐ）します。また，桔梗は諸薬を載せて，上昇します。

　効能について。小児の感冒の後に余熱（よねつ）が往来するとき，或いは，突然に寒熱（かんねつ）・発熱といった症状のとき，或いは，頭部や顔面に瘡腫（そうしゅ）を発し，項部・頸部に結核（けっかく）（cervical lymph adenitis）を生じ，或いは，耳内が痒痛し，水を排出するとき（serous otitis media：SOM），或いは，胸脇の間に痛みがあるなどの症状，これらすべてに本剤は適しています。【千福の註：千福が漢方を勉強し始めたころ，山本巌が「小児の難治性滲出性中耳炎（SOM）には柴胡清肝湯がよい」と講演されました。この後，すぐに本剤を男児の難治性SOMに使用し，奏効した症例を経験しています。漢方では，このような名医やその処方との邂逅が楽しいです】

抑 肝 散
よく かん さん

〔54〕抑肝散　効能と証

出典：『保嬰撮要』

■効能又は効果

虚弱な体質で神経がたかぶるものの次の諸症：
神経症，不眠症，小児夜なき，小児疳症

＜証に関わる情報＞　使用目標＝証

体力中等度の人で，神経過敏で興奮しやすく，怒りやすい，イラ
イラする，眠れないなどの精神神経症状を訴える場合に用いる。

１）おちつきがない，ひきつけ，夜泣きなどのある小児。

２）眼瞼痙攣や手足のふるえなどを伴う場合。

３）腹直筋の緊張している場合。

【POINT】もっぱら，肝経の虚熱・発畜（convulsion）【千福の註：原典に
ある，発「搐」のオが『医方口訣集』では欠落しています。なお，抑肝散
はチック（tic）に有用な漢方薬ですが，チックと「搐」が同音であること
は interesting です】，或いは，発熱・咬牙（trismus），或いは，驚悸（palpitation
in wonder）・寒熱，或いは，木が土に乗って（木乗土，木克土のこと），嘔吐・
痰涎・腹脹（abdominal distension）・食欲不振・睡臥安まざる（insomnia）も
のを治します。

【組成】柴胡・甘草（各五分），川芎（八分），当帰・白朮（炒）・茯苓・鈞
藤鈞（各二銭）。

これらを水煎して，母と子の両方が服します。蜜にて「丸」の剤形にしたものを「抑青丸」（よくせいがん）と命名しています。

〔54〕抑肝散　組成			
蒼朮	4	当帰	3
茯苓	4	柴胡	2
川芎	3	甘草	1.5
釣藤鈎	3		

【解説】愚が按ずるに，銭仲陽（せんちゅうよう）（銭乙〈1032-1113〉：『小児薬証直訣』の著者）によれば，「肝」は「風」の概念を含みます。肝が実するときは，直ちに，大いに叫び，項が急頓します。悶虚（もんきょ）するときは咬牙（こうが）（trismus）・呵欠（かけつ）（yawn）します【千福の註：これらの所見は tetanus の opisthotonus を表しているのかもしれません】。竊（ひそ）かに謂（おも）えらく（I believe secretly），小児は少陽の概念に所属していると考えられるので，病気になると「肝火」（かんか）の症状を発症することが多いです。だから，小児なら本剤になるわけです。【千福の註：経絡で考えると「少陽」は，手では「三焦」，足では「胆」になります。本書では，しばしば，腑である「胆」の臓が「肝」であるので，「少陽は『肝』」という説明があります。ただし，「肝」は直接的には「厥陰」（けっちん）になります】

　配合生薬の解説をします。柴胡・釣藤鈎は肝火を能（よ）く抑（おさ）えます。川芎・当帰は肝血（かんけつ）を能く補います。木が土に乗る（木乗土）（もくじょうど）ときは，脾胃が衰え，白朮・茯苓・甘草の3剤を用いて，脾を助けて気を補います。

<新増愚案口訣中>（終）

新増愚按口訣下

土佐道寿編集　中山三柳新増

下巻は「丸剤」についての解説です。残念ながら，『医方口訣集』に
記載されているほとんどの丸剤は，エキス剤を併用しても近似処方すら
作成できません。初めの「保和丸」からすでにエキス剤にありません。
しかし，どのような内容かを垣間見る目的で，最初のいくつかを現代語
訳してみました。

保和丸
ほ　わ　がん

【POINT】 一般的に食餌によって傷害が生じたものは，何の病気であっても本剤が第一選択剤です。ただし，冷物を食べて傷害された場合は，考慮しなければなりません。【千福の註：冷物によって傷害された場合は（下 - 4）理中丸，（下 - 3）紅丸子を用います】

【組成】 山査肉（二両），神麴・半夏・茯苓（各一両），蘿蔔子・陳皮・連翹（各五銭）。
さんさ　　　　　　　しんぎく　はんげ　ぶくりょう　　　　らふく　ちんぴ　れんぎょう

【解説】 愚が按ずるに，これは，朱丹渓（1281-1358）が日常によく用いる処方です。

【予の口訣（2）】

❶湿麺・魚肉・油膩（脂っこい食べ物）など，すべての湿熱の飲食に傷害を受けて，飲食物を見ることすら嫌がり，腹痛のするときは，本剤を用います。

❷赤痢・白痢で，胃もたれ・消化不良を兼ねる場合，或いは，それらの症状がなくとも，湿熱が胃腸において重度であり，裏急後重のあるときは本剤を用います。

【解説】『医方考』によれば，本剤は薬味が平・良で，補剤のようであるため「保和」と命名されたとしています。山査（肉）は甘にして酸っぱい味がします。この酸が甘に勝るので，よく肥甘（sweet & high calorie）の積を去ります。神麴は甘にして腐。腐（enzyme and／or chemical reaction）は焦（grill or roast）に勝るのでよく炮炙の膩（cooking oily foods）を化します。（羅）
ひかん
しゃく

蔔子【千福の註：食用の大根（ダイコン）のこと。この時代から diastase の存在を知っていたのか】は辛くして苦。苦は気を下ろすので，よく麺物の滞りを消化します。陳皮は辛にして香。香は腐に勝るので，よく陳腐の気（odor, bad breath）を消します。連翹は辛にして苦。苦は火を瀉すので，よく積滞の熱を去ります。半夏は辛にして燥。燥は湿に勝るので，水穀の気を消化することができます。茯苓は甘にして淡。淡は能く湿を滲ますので，湿の傷害に起因する蠕動障害に有用です。

枳実導滞丸
（き じつ どう たい がん）

【POINT】湿熱の食物に傷害されて消化不良があり，胃部の痞え・腹部膨満などの不快感に有用です。

【組成】茯苓（去皮）・白朮（土炒）・黄芩（酒炒）・黄連（酒炒）（各三銭），沢瀉（二銭），大黄（一両），枳実（麩炒）・神麴（各五銭）

【予の口訣（1）】

❶前丸（＝保和丸）とこの枳実導滞丸は，どちらも湿熱による食積（indigestion）を治療する方剤です。しかし，保和丸は名前の通り薬味が平和なので，食滞が軽症の患者に有用です。一方，枳実導滞丸は薬性が峻に属します。つまり，食積が重症の患者に用います。

【解説】『医方考』によれば，燥によって湿を制し，また，淡によって湿を滲ますために，白朮・茯苓・沢瀉を用います。苦によって熱を下し，また，寒は熱に勝りますので，黄芩・黄連・枳実・大黄を用います。盒造変化の者（手の込んだ料理？）は，陳きを推して，新しきを致す（＝推陳出新）ので神麴を用います。

　【千福の註：臨床経験はないですが，本剤は三黄瀉心湯と茯苓飲を併用すると何とか近似処方になると考えます】

紅丸子
こう がん し

【POINT】寒冷の食物に傷害され，腹痛や積（＝食積〈indigestion〉）がみられるときに本剤を用います。

【組成】京三稜（酢煮）・蓬莪朮（酢煮）・陳皮・青皮（麸炒）（各五両），乾姜（炮）・胡椒（各二両）

　すべてを粉末として，酢糊で丸剤を作ります。梧桐子程度の大きさ（4-6mm）とし。礬紅（？）を衣と為して，毎服に三十丸を服用します。

【予の口訣（2）】

　❶患者が冷飲・冷食によって傷害をうけたとき，或いは，腹部に塊があるものにこれを用います。

　❷腹痛のあるとき，民衆がよく「これは虫の痛みだ」といいます。そのようなときに，まず，この紅丸子を用いて，腹中を温快させるとよいでしょう。思うに，諸痛は凝滞が原因であり，諸熱はこれらを排出させる働きがあるので，何でも治るというわけです。

【解説】『医方考』によれば，京三稜・蓬莪朮は堅いものを攻める薬です。だから，積を去ることができるのです。乾姜・胡椒は辛熱の生薬です。この働きで寒の除去が可能です。青皮・陳皮は気を快くする薬で，この作用で鎮痛が可能です。さて，必ず酢糊によって丸剤を作成する理由は，『黄帝内経』（『素問』陰陽応象大論篇第五）によれば，「酸は甘に勝る」ので，これを用いて肥甘の滞留を治療します。また，必ず礬紅によって衣を作成する理由は，その酸によって堅を軟くし，枯によって癖が着くのを除去するからです。

理中丸
（人参湯＋附子）

---

〔32〕人参湯　効能と証

出典：『傷寒論』『金匱要略』

■効能又は効果

体質虚弱の人，或いは虚弱により体力低下した人の次の諸症：
急性・慢性胃腸カタル，胃アトニー症，胃拡張，悪阻（つわり），
萎縮腎

＜証に関わる情報＞　使用目標＝証

比較的体力の低下した冷え症の人で，食欲不振，胃部停滞感，下
痢など胃腸機能が低下している場合に用いる。

1）胃腸虚弱，倦怠感，尿が稀薄で量が多い，口中にうすい唾液
　がたまるなどの症状を伴う場合。
2）腹部が軟弱無力で振水音のある場合。

【POINT】 口から冷物を食べて，その外部からの「寒」が胃を傷害し，中
焦が甚だ痛んで，脈診で沈遅の所見があるときは，急いで本剤を用いて
治療します。本剤は附子理中湯を丸子（pill）として製法します。

【解説】 愚が按ずるに，脾胃が虚弱の人で，寒冷の食物に傷害されたと
きは本剤を用います。強実の人には本剤は用いません。詳細については
本項より前の３剤（保和丸・枳実導滞丸・紅丸子）をご覧ください。

　これまで記載した４剤（前の３剤と理中丸）は冷熱の食餌による胃腸障
害を治療する方剤です。その病態に臨んで，これらから選定してください。

六味地黄丸
（六味丸）

---

〔87〕六味丸　効能と証

出典：『小児薬証直訣』

■効能又は効果

疲れやすくて尿量減少または多尿で，時に口渇があるものの次の
諸症：

排尿困難，頻尿，むくみ，かゆみ

＜証に関わる情報＞　使用目標＝証

比較的体力の低下した人で，腰部および下肢の脱力感，しびれなどがあり，尿意頻数，排尿時違和感などを訴える場合に用いる。

1）八味地黄丸，牛車腎気丸を服用してのぼせ感を訴える場合。

2）上腹部に比べて下腹部が軟弱無力の場合。

3）疲労倦怠感，腰痛などを伴う場合。

【POINT】腎経の虚損状態で慢性・急性疾患にかかわらず，憔悴（haggardness）・盗汗・発熱・五臓が斉く傷害される・瘦弱（emaciation）・虚煩・骨蒸・痿弱（weakness, motor disturbance）・失血などの症状に対して，本剤が有用です。

【組成】熟地黄（八両），山薬・山茱萸（各四両），白茯苓・沢瀉・牡丹皮（各三両）。

これら6剤を末にして煉蜜で丸めて，梧桐子の大きさとし，一回に五十丸を空心（before meal）に，白湯（plain hot water）にて服用します。

〔87〕六味丸　組成			
地黄	5	沢瀉	3
山茱萸	3	茯苓	3
山薬	3	牡丹皮	3

【予の口訣（6）】

❶真水が欠乏して陽火が勢力を増した状態では，どのような虚損の症状に対してでも本剤を用います。

❷房労（coitus）過度の状態で咳嗽（cough）をするときに本剤を用います。その理由について考察します。腎は真水（＝腎陰，陰水：腎が蔵する陰液）を制御し，膀胱は津液を制御します。房労（coitus）が過度になると，火が下焦（under umbilicus）に起こります。火が下焦に起こると，津液が源の部位（＝膀胱）に帰ることができません。そこで，津液は上焦のほうに浮かび上がって痰を形成し，そして，咳嗽となるわけです。俗医（ordinary doctor）は，その根本原因を把握しておらず，妄に辛香燥熱（鎮咳去痰剤の類いか？）の薬剤を用いて，その誤った対症療法を自慢します。患者のほうもその治療方法で，一時的に改善するので長期投与を求めます。そして，結局，寿命を失うことになります。良に嘆くべきことです。

❸陰水が減少して，消渇（Polydipsia and polyuria）する患者に本剤を用います。【千福の註：消渇には Diabetes mellitus が含まれます】

❹骨が弱く，痿痺（numbness）の状態に本剤を用います。

❺老淋（stranguria in old person）に本剤を用います。

❻真陰が下焦で衰え，虚陽が上に浮上することで嘔吐する病態に，本剤を用います。

【解説】

『医方考』によれば，腎虚して火を制御できない場合に，本剤は極めて有用です。つまり，腎は単純に水を保持しているとだけ考えるのではなく，命門の火と一緒に考えねばなりません。腎虚していない状態

では，火を制御する腎の水は十分に足りています。しかし，腎が虚した
ときは，火を制御するものがなくなるので，「熱証」が生じます。この
現象は有名で，名づけて「陰虚火動」といいます。劉河間（劉完素〈1120-
1200〉）は，これを「腎虚するときの熱」ともいっています。

　簡単な診察法として，足・陰股が熱し，腰部のひきつれるような疼痛
などを本剤の有用な症状とみています。老人は六味丸によって良好とな
りますが，若年者は本剤で悪化してしまいます。すなわち，若年者では，
かえって咳血が進行していきます。

　配合生薬の解説をします。熟地黄・山茱萸は味が濃厚な生薬です。『黄
帝内経』（『素問』陰陽応象大論篇第五）によれば，「味厚きものは陰中の陰を
作り出す」とあります。その理由で能く少陰を滋して腎水を補うことに
なります。沢瀉は味甘く鹹く寒です。甘きは湿化に従い，鹹は水化に従い，
寒は陰化に従います。これらの３作用により水が臓に入って，水中の火
を瀉すことができます。牡丹皮の気は寒，味は苦・辛です。寒は熱に勝ち，
苦は血に入ることができます。さらに，辛はよく水を生じるので，少陰
を益して虚熱を平くすることができます。山薬・茯苓は味甘の生薬です。
甘は土化に従います。土は水を防ぐことができるので，これで水臓の邪
を制します。それに加えて，甘は脾胃を強くして万物の母を培います。
　薛己（1486?-1558）によれば，腎虚で渇になっているとき，小便は淋秘し，
気が壅いで，痰涎・頭目眩暈・眼花（filmy eyes）・耳聾（deafness）・咽乾燥し，
舌痛・歯痛・腰腿痿軟（weakness）などの証を本剤が治療します，と。さ
らに，腎虚して，発熱・自汗・盗汗・血便・諸血（出血）・失音のある状
態も治療します。すなわち，水泛（water overflow）させて痰をなす聖薬で，
血虚・発熱の神剤でもあります。また，腎陰が虚弱の状態で津液が降り
ず，敗濁が痰となり，或いは，欬逆となることを治します。また，尿失
禁を治します。精気の虚脱を収め，気を養い，腎を滋し，火を制し，水
を導き，機関を利して，脾土を健実とします。

八味丸
は ち み がん

（八味地黄丸）

〔7〕 八味地黄丸　効能と証

出典：『金匱要略』

■効能又は効果

疲労，倦怠感著しく，尿利減少または頻数，口渇し，手足に交互的に冷感と熱感のあるものの次の諸症：

腎炎，糖尿病，陰萎，坐骨神経痛，腰痛，脚気，膀胱カタル，前立腺肥大，高血圧

＜証に関わる情報＞　使用目標＝証

中年以降特に老齢者に頻用され，腰部および下肢の脱力感・冷え・しびれなどがあり，排尿の異常（特に夜間の頻尿）を訴える場合に用いる。

1）上腹部に比べて下腹部が軟弱無力の場合（臍下不仁）。

2）多尿，頻尿，乏尿，排尿痛などを伴う場合。

3）疲労倦怠感，腰痛，口渇などを伴う場合。

4）高齢者の虚弱（フレイル）などで衰弱している場合。

【POINT】腎間の「水」と「火」が，両方ともに虚するとき，本剤が有用です。

【組成】前方の六味丸に附子・肉桂，各一両を加えます。
ぶ し　にっけい

〔7〕八味地黄丸　組成			
地黄	6	茯苓	3
山茱萸	3	牡丹皮	2.5
山薬	3	桂皮	1
沢瀉	3	附子	0.5

【予の口訣（5）】

❶本剤は固に諸虚百損を調えることのできる妙剤です。しかし，理屈はそうなのですが，そう簡単ではありません。失敗することは簡単です。況んや，欠損の患者を補充したいときに，日を積み，月を累ねて，その効果が現れなかったとしましょう。大抵の患者は性が短い（impatient）もので，一匙の薬で，一旬の期（10days）を過ぎて無効のときは，捨ててしまって服しません。そこで，医者たるもの，預め，「本剤は即効性がなく，じっくり服用しないといけない」と告げておくのが適切です。道理をもって八味丸を勧め，そして，多く服用してもらうことです。

❷大抵，虚損の患者は精血が下焦において衰え，穢濁（dirty matter）が上焦を壅ぎます。このことにより，胸中痞満・腹裏縮急して大筋が両脇に連ねて支痛します。俗にこれを「虫積」といいます。苦辛の味だけを喜び，甘の物を厭います。そんなときが，本剤です。しかし，本剤は味が甘くて濃厚です。患者は初回服用時に，必ず「胸が気持ち悪い」といいます。この理由で，また，捨てられて服用しないことがあります。久久に（for a long time）本剤を服用すれば，水（腎）と火（心）が交泰（contact each other）し，清濁も相分けて，栄衛（nutrition and immunity）が通暢（flow smoothly）し，気血が調和して巡るようになります。この結果，自然と清爽（refresh feeling）・快利（comfortable）を得るのです。忘れずに，患者にこれらの内容を曉かに（explain clearly）しましょう。

❸腎虚を治療する方法について，『和剤局方』では専ら温熱を主体と

して，真元（root cause）を消爍（melting）します。そして，朱丹渓（1281-1358）は温熱にて根本原因を発揮した後は，専ら苦寒の薬剤を主体として，今度は胃気を傷損させてしまいます。奈須恒徳（1774-1841）【千福の註：本邦の古医学の研究に尽力した医師】がいうには，「彼に偏よらざるときは，此に偏るものなり」と。もし，先述した苦寒の薬剤を過服して，命門の相火を撲ち（beat），坤元（＝大地）の生気を損した者は，八味地黄丸でなければ救済することはできません。

❹『医方考』によれば，渇して未だ消えない（後述）ときは本剤が有用です。「渇して未だ消えない」ということについて説明します。その患者は，非常に渇して次々に茶などを飲まなければならない，ということです。「消渇」では飲むことを求めて，それが嫌になることがありません。これは，心腎が交わらないために，火を済うことに足る水の量にならないからです。このために，亡液（fluid loss）して口乾が生じます。ところで，陰（水）は陽（火）がないときは昇りません。陽は陰がないときは降りません。そのために，水は下り，火は上がって，両者の本来のバランス「水が上で，火が下」という既済になりません。昔，漢の武帝が渇を病状として訴え，このために張仲景が本剤を処方しています。至聖（sage）の玄関（pioneer）【千福の註：張仲景のことを讃えています】の素晴らしさを，今も，想像しなければなりません。予も，また，「消渇に八味丸」という彼の方法を使用し，頻回にその効果を経験しています。

❺下焦が虚憊（exhaustion）したときに使います。すなわち，①尿失禁，②癃閉（dysuria, urinary retention），③痿痺（numbness）に本剤を用います。

【解説】『医方考』によると，君子は坎【千福の註：八卦の一つ。卦の形は☵であり，初爻は陰，第2爻は陽，第3爻は陰で構成される。つまり，二陰の間に一陽が存在しています】の象を観て，腎は水・火の道が両方存在していることを知ります。『黄帝内経』によれば（『素問』刺禁論篇第五十二），七節（the 7th thoracic vertebra）の旁中（nearby）に小心（心包）があ

ります。小心は少火です。また，腎は両側に存在し，左を狭義の「腎（水：陰）」として，右を「命門（火：陽）」とします。「命門」とは相火のことです。相火は即ち，少火のみです。さて，一陽が二陰の間に存在することが「坎」でした。水（狭義の「腎」）と火（命門）が並んで腎（広義の「腎」）となります。これは人生と天地とは互いによく似ています。今，人が房(bed room)に入ることが盛んとなって，陽事（coitus）をどんどん行うときは，「陰虚火動」となります。陽事にて先が委える（erectile dysfunction：ED）のは，命門の火が衰えているからです。真水が枯渇するときは隆冬（severe winter）でも寒がらず，真火が息む（extinguish）ときは盛夏（severe summer）でも熱がりません。このために，患者は薬餌（medicine）を期待します。そんなときが本剤の出番です。

　熟地黄・山茱萸・牡丹皮・沢瀉・山薬・茯苓は前章の六味丸です。この薬剤は少陰の腎水を益する作用を有します。肉桂・附子は辛熱の生薬です。この2生薬は命門の相火を益する作用を有します。水と火がその養いを得るとき，腎（狭義）と命門の二腎はその天性に復します。

三黄丸
（三黄瀉心湯）

さん おう がん
さんおうしゃしんとう

---

〔113〕三黄瀉心湯　効能と証

出典：『金匱要略』

■**効能又は効果**

比較的体力があり，のぼせ気味で，顔面紅潮し，精神不安で，便秘の傾向にあるものの次の諸症：
高血圧の随伴症状（のぼせ，肩こり，耳なり，頭重，不眠，不安），鼻血，痔出血，便秘，更年期障害，血の道症

＜証に関わる情報＞　使用目標＝証

体格・体力ともに充実した人が，のぼせ気味で顔面紅潮し，便秘を訴える場合に用いる。
1）気分がいらいらして落ちつかず，精神不安や不眠を訴える場合。
2）心窩部の膨満感を訴える場合。
3）鼻出血，下血などのある場合。ただし，出血が長びいて貧血の著しい場合には用いない。

【POINT】多飲多尿・痩せがあって筋萎縮のみられる患者が，炭水化物を好んで摂取する場合に本剤は有用です。

【組成】黄芩（酒炒春四夏秋六冬二両），黄連（酒炒春四夏五秋三冬一両），大黄（酒浸九蒸晒，春三秋二夏一冬五両）。

〔113〕三黄瀉心湯 組成			
黄芩	3	大黄	3
黄連	3		

【予の口訣（2）】

❶東南（中国本土でのことか？）の地では湿熱が多いが，これらの気候に影響されて腹部に内熱が生じ，激しい便秘状態である「秘結」状態にある患者の諸病に対して，本剤が有用です。

❷三焦がともに熱し，便秘するときに，本剤を用います。

『医方考』によると，「火」が炎えるとき「水」は乾きます。それで，多飲多尿になる「消渇」という症状となります。万物を燥かす者の中で，火よりも熯かすものはありません。その結果，贏痩（emaciation）して，肌肉（muscle）を生じません。火が甚だしいときは，伝化（＝消化？）が速やかになるためか，穀物を好みます。黄芩・黄連・大黄はすべて苦寒の生薬です。「寒」は熱に勝つ能力があり，「苦」は火を瀉す能力があります。火が去れば陰は自然と生まれ，陰が生じれば肌肉が自然と成長するのです。

<新増愚按口訣下>（終）

最後に

「はじめに」のところで，長沢道寿を「折衷派の先駆け」である，と申しました。最後に，日本漢方の歴史における，本当の「折衷派」である本間棗軒（1804-1872）の『内科秘録』の文章を抜粋・現代語訳して，これからの日本の医学に千福の期待するところを代弁してもらうことにします。幕末の医師とは思えない Global view の持ち主です。（『内科秘録』も全部，現代語訳してみたいです。乞うご期待！）

『内科秘録』巻之一　本間棗軒

「医学」（一部を抜粋）

日本において医学の流派は多いのですが，その概略をいえば，①古方学，②後世学，③西洋学，④折衷学の４流派になり，その各々に長所があります。この他にも，自己流の私説を立案するものもありますが，これはまったくの異端で問題外です。

① 古方学では，汗・吐・下の３法を用いるのに，まるで湯や茶を飲むかのように簡単に行います。そして，これを日常臨床で用いて著効を収めます。このため，今では一般的な医師も，大黄・甘遂・巴豆・瓜蒂・烏頭・軽粉（水銀のこと）などの毒薬を自在に使用するようになっています。このことは古方学の功といえます。

しかし，少しだけ古方学に入門して，その蘊奥（奥義のこと）を会得しなかった医師は，ただ長沙氏（＝張仲景，長沙の太守をしていたため）の理論と処方のみに固執し，他にどんなに良薬があっても採用しません。また，後世の書籍はすべて無益と考え，**高閣に束ねて**（書物を棚に載せ読ま

ないこと）しまうのです。また，攻撃剤のみを乱用するので，生きる可能性のある患者をも殺してしまうことがあります。これは古方学の欠点です。

② 後世学の長所は，古方によって及ばない疾患をいろいろと工夫し，種々の薬品を試みて新方を作っていることです。また，優れた治療手技も多くなり，製薬方法なども精密となってきています。これらのことは後世学の功です。

しかし，古方学と同様で，その奥旨（奥義のこと）を会得しない医師は，兎角，「強陽・滋陰」ということだけに注目して，自然と治療法が臆病になり，大切な仲景の処方を捨て置き，不必要に多味の薬方のみを頻用します。たとえば，古方の処方を用いるにしても，元々の配合で使用せずに，合方したり，加減したりして処方します。つまり，疫（流行性感染性疾患）で腹部が膨満状態にあっても，緩慢に治療してしまい，下剤投与の時機を失して見殺しにするのです。これは後世学の欠点です。

③ 西洋学の長所は，人体の究理（道理・法則を究めること）にあります。医学は内景（解剖生理学）を詳細にしなければ，治療は不可能であると認識しなければなりません。したがって，古代中国においても内景を根本とする説は立てられています。人体を解剖することは，『霊枢』，及び，『漢書』王莽伝（王莽〈前45-23〉）などの書物に記載があります。しかし，その説は疎漏（いい加減・手抜かり）で誤謬が多くみられます。山脇東洋（1705-1762）は見識のある人で，このことに早くから気がつき，日本で最初の解剖を試みて『臓志』を著し，陰陽五行などの空理を見破っています。西洋学は解剖を常に試み，内景を詳細にしているため，その説は確実であって空論はありません。このため，治療に役立つことが多くあります。ただし，遠方の国のため，和漢に存在しない薬品も取り扱っています。また，製煉（薬物抽出方法）は詳細であり，奇薬（不思議なほどよく効く薬剤）も多くあります。他医が難治としていた患者を，この奇薬

にて奏効させることも少なくありません。

　しかし，その原書を読むことは難しく，淵源（えんげん）（根本理論）を究めることは，なかなかできません。それなのに，わずかに翻訳書を読んだか，耳学問のみの医師が，謾（みだり）に「蘭家」と称して欧米語を使って人を惑わし，遠薬（西洋薬）を用いて利を貪ることがあります。これは西洋学にみられる欠点です。

　④　ここにおいて，諸流の欠点を除去し諸流の長所を集めて，一流を形成したものを「折衷学」といいます。自己の一派に固執し，他流の長所を無視して軽蔑するということになれば，臨床医として，人事を尽くしているとはいえません。この折衷学は，本邦の先哲たちがしばしば提唱していることで，先師の華岡青州（はなおかせいしゅう）・原南陽（はらなんよう）の二先生の見解も，即ち，この折衷学です。私も二先生の説を継承して，可能な限り古籍を読み，幅広く衆方（諸薬）を採り入れ，古方・後世・西洋などの各学派に出入して，その論の得失を折衷してみました。そして，これらの処方の有効・無効を取捨して，実用とするために，一派の巣窟（そうくつ）に拘泥（こうでい）しないようにしました。実地臨床においては「一地球を一大国」と定めて，五大洲中に存在する有益な薬物は当然のこと，方術・論説に至るまで有用なものを選び，日に試み，月に験（ころ）み，ひとえに「活人に帰する」ことのみを考えました。

　実は，長沙氏（張仲景）の行うところも，この意にほかなりません。『傷寒論』の自序には「勤めて古訓を求め（勤求古訓），博（ひろ）く，衆方（多くの処方）を採り（博採衆方），『素問・九巻・八十一難・陰陽大論・胎臚薬録，并びに，平脈辨証』を撰用して，『傷寒雑病論合十六巻』を作成しました」といっています。ここに登場した「勤求・博采・撰用」の六字を玩味（がんみ）（熟考）すれば，即ち，折衷学なのです。私は，折衷学の大旨というものは，第一に活物（生物）についての生理学を講究することと考えます。そして，薬方については，それが海外の産物であれ，或い

は，その薬味を増減するだけでも，或いは，その服用法を簡略化するだ
けでも，本来の薬方から一転して，新たに優れた効果が得られた場合は，
これは神州，日本の医学であって，西洋や中国・韓国などの異域の医学
ではないと考えています。つまり，私が思うには，わが国の道統・名教・
礼楽（3者とも儒教の学問），制度，衣冠，器械，及び，兵器等に至るまで，
これらは当然，漢土西洋（中国・西欧の文化，文明）に由来するものです。
しかし，その方法を簡略化したり，或いは，その製法を改正したりして，
新たなる便宜や利用を得ることがあります。遙か遠方で生まれたものが，
日本で大成功を収めるということです。これは，即ち，神州の国体（日
本の国柄）なのです。この本で，私が主張する医術も，この国体（国柄・
国民性）を真似しているだけのことです。

巻	番号	製剤番号	漢方薬名	別名	巻	番号	製剤番号	漢方薬名	別名
上	1	81	二陳湯		上	23		独参湯	
上	2	75	四君子湯		上	24		参附湯	
上	3	71	四物湯		上	25	・	耆附湯	
上	4	15	黄連解毒湯		上	26	32	理中湯	人参湯
上	5		加味平胃散		上	27	99	小建中湯	
上	6		六鬱湯		上	28		四逆湯	
上	7		葛花解醒湯		上	29		姜附湯	
上	8		生脈散		上	30	127	麻黄附子細辛湯	
上	9	43	六君子湯		上	31	63	五積散	
上	10		八物湯	八珍湯	上	32	34	白虎湯	
上	11	48	十全大補湯		上	33	17	五苓散	
上	12	41	補中益気湯		上	34	62	防風通聖散	
上	13		調中益気湯		上	35	9	小柴胡湯	
上	14		升陽順気湯		上	36	8	大柴胡湯	
上	15		升陽益胃湯		上	37		小承気湯	
上	16		銭氏益黄散		上	38	133	大承気湯	
上	17		参苓白朮散		上	39	61	桃仁承気湯	桃核承気湯
上	18		銭氏白朮散		上	40	74	調胃承気湯	
上	19		人参養胃湯		上	41		三乙承気湯	
上	20	108	人参養栄湯		上	42	45	桂枝湯	
上	21	65	帰脾湯		上	43	27	麻黄湯	
上	22	24	加味逍遙散		上	44	101	升麻葛根湯	

巻	番号	製剤番号	漢方薬名	別名
上	45		敗毒散	
上	46		十神湯	
上	47		九味羌活	
上	48		升陽散火湯	
上	49	136	**清暑益気湯**	
上	50		犀角地黄湯	
上	51		秦艽鼈甲湯	
中	1	70	**香蘇散**	
中	2	66	**参蘇飲**	
中	3		藿香正気散	
中	4		不換金正気散	
中	5		行気香蘇散	
中	6		八解散	
中	7		分心気飲	
中	8		正気天香散	
中	9	16	**三因七気湯**	四七湯 半夏厚朴湯
中	10		蘇子降気湯	
中	11		沈香降気湯	
中	12		木香流気飲	
中	13		順気和中湯	
中	14		三和散	
中	15		大七気湯	

巻	番号	製剤番号	漢方薬名	別名
中	16		瓜呂枳実湯	
中	17	90	**清肺湯**	
中	18		杏蘇散	
中	19		瀉白散	
中	20		東垣瀉白散	
中	21		宝鑑瀉白散	
中	22		烏薬順気散	
中	23		八味順気散	
中	24		大秦艽湯	
中	25	97	**大防風湯**	
中	26		半夏黄芩湯	
中	27	58	**清上防風湯**	
中	28		当帰連翹湯	
中	29		清胃散	
中	30	91	**温胆湯**	
中	31		清暈化痰湯	
中	32	37	**半夏白朮天麻湯**	
中	33	124	**川芎茶調散**	
中	34		清心益胆湯	
中	35		宝鑑沈香天麻湯	
中	36		九味清脾湯	
中	37		七味清脾湯	
中	38		芩連芍薬湯	

巻	番号	製剤番号	漢方薬名	別名
中	39		行和芍薬湯	
中	40		真人養臓湯	
中	41		八正散	
中	42		茯苓補心湯	
中	43	93	滋陰降火湯	
中	44	92	滋陰至宝湯	
中	45		当帰六黄湯	
中	46		達生散	
中	47		催生飲	
中	48		芎帰湯	
中	49	76	竜胆瀉肝湯	
中	50		捜風解毒湯	
中	51	86	当帰飲	当帰飲子
中	52		十六味流気飲	
中	53		千金内托散	
中	54		消毒飲	
中	55		紫草化毒湯	
中	56		参耆透肌散	
中	57		惺惺散	
中	58	80	柴胡清肝湯	
中	59	54	抑肝散	
中	60		地骨皮散	
下	1		保和丸	

巻	番号	製剤番号	漢方薬名	別名
下	2		枳実導滞丸	
下	3		紅丸子	
下	4		理中丸	附子理中湯
下	5		大黄備急丸	
下	6		越鞠丸	
下	7		木香檳榔丸	
下	8	87	六味地黄丸	六味丸
下	9	7	八味丸	八味地黄丸
下	10		加味八味丸	
下	11		補腎丸	
下	12		補天丸	
下	13		滋陰大補丸	
下	14		滋陰丸	
下	15		大補丸	
下	16		三補丸	
下	17		十補丸	
下	18	113	三黄丸	三黄瀉心湯
下	19		大黄䗪虫丸	
下	20		桃仁丸	
下	21		麦煎散	
下	22		左金丸	
下	23		当帰竜薈丸	
下	24		瀉青丸	

巻	番号	製剤番号	漢方薬名	別名
下	25		滾痰丸	
下	26		三花神祐丸	
下	27		青州白丸子	
下	28		潤下丸	
下	29		驚気丸	
下	30		局方妙香丸	
下	31		硃砂安心丸	
下	32		寧志丸	
下	33		化虫丸	
下	34		肥児丸	
下	35		消塊丸	
下	36		蘇合香丸	
下	37		牛黄清心丸	
下	38		至宝丹	
下	39		益元散	
下	40		秦艽鱉甲散	
下	41		復心丸	
下	42		砂金丸	
下	43		枳朮丸	
下	44		脾約丸	
下	45		四神丸	
下	46		枳実消痞丸	

巻	番号	製剤番号	漢方薬名	別名
下	47		四味消塊丸	
下	48		通経丸	
下	49		固経丸	
下	50		黒神散	
下	51		犀角消毒丸	
下	52		大蘆薈丸	
下	53		香蔻丸	
項目内に追記の形でみられる処方				
上	4	57	温清飲 うんせいいん	口訣
上	21	137	加味帰脾湯 か み き ひ とう	末尾
上	27	98	黄耆建中湯 おう ぎ けんちゅうとう	末尾
上	33	117	茵蔯五苓散 いんちん ご れいさん	口訣❻
上	33	114	柴苓湯 さいれいとう	口訣❼
上	33	115	平胃散 へい い さん	口訣❽
上	35	73	柴陥湯 さいかんとう	加減❽
上	35	11	柴胡桂枝乾姜湯 さい こ けい し かんきょうとう	加減⓭
上	35	12	柴胡加竜骨牡蛎湯 さい こ か りゅうこつ ぼ れいとう	加減⓮
上	35	10	柴胡桂枝湯 さい こ けい し とう	加減⓯
上	42	82	桂枝人参湯 けい し にんじんとう	加減❺
上	42	134	桂枝加芍薬大黄湯 けい し か しゃくやくだい おうとう	加減❻

製剤番号	漢方薬名	巻	番号	追記
7	八味地黄丸	下	9	
8	大柴胡湯	上	36	
9	小柴胡湯	上	35	
10	柴胡桂枝湯	上	35	加減❶
11	柴胡桂枝乾姜湯	上	35	加減❸
12	柴胡加竜骨牡蛎湯	上	35	加減❹
15	黄連解毒湯	上	4	
16	半夏厚朴湯	中	9	
17	五苓散	上	33	
24	加味逍遙散	上	22	
27	麻黄湯	上	43	
32	人参湯	上	26	
34	白虎湯	上	32	
37	半夏白朮天麻湯	中	32	
41	補中益気湯	上	12	
43	六君子湯	上	9	
45	桂枝湯	上	42	
48	十全大補湯	上	11	
54	抑肝散	中	59	
57	温清飲	上	4	口訣❶
58	清上防風湯	中	27	
61	桃核承気湯	上	39	
62	防風通聖散	上	34	
63	五積散	上	31	
65	帰脾湯	上	21	

製剤番号	漢方薬名	巻	番号	追記
66	参蘇飲	中	2	
70	香蘇散	中	1	
71	四物湯	上	3	
73	柴陥湯	上	35	加減❽
74	調胃承気湯	上	40	
75	四君子湯	上	2	
76	竜胆瀉肝湯	中	49	
79	平胃散	上	5	
80	柴胡清肝湯	中	58	
81	二陳湯	上	1	
82	桂枝人参湯	上	42	加減❺
86	当帰飲子	中	51	
87	六味丸	下	8	
90	清肺湯	中	17	
91	竹筎温胆湯	中	30	
92	滋陰至宝湯	中	44	
93	滋陰降火湯	中	43	
97	大防風湯	中	25	
98	黄耆建中湯	上	27	末尾
99	小建中湯	上	27	
101	升麻葛根湯	上	44	
108	人参養栄湯	上	20	
113	三黄瀉心湯	下	18	
114	柴苓湯	上	33	口訣❼
115	胃苓湯	上	33	口訣❽

製剤番号	漢方薬名	巻	番号	追記
117	茵蔯五苓散	上	33	口訣❻
124	川芎茶調散	中	33	
127	麻黄附子細辛湯	上	30	
133	大承気湯	上	38	

製剤番号	漢方薬名	巻	番号	追記
134	桂枝加芍薬大黄湯	上	42	加減❻
136	清暑益気湯	上	49	
137	加味帰脾湯	上	21	末尾

附表3 『医方口訣集』収載方剤のエキス製剤対応一覧（五十音順）

製剤番号	漢方薬名	巻	番号	追記
115	胃苓湯 （いれいとう）	上	33	口訣❽
117	茵蔯五苓散 （いんちんごれいさん）	上	33	口訣❻
57	温清飲 （うんせいいん）	上	4	口訣
91	竹筎温胆湯 （ちくじょうんたんとう）	中	30	
98	黄耆建中湯 （おうぎけんちゅうとう）	上	27	末尾
15	黄連解毒湯 （おうれんげどくとう）	上	4	
137	加味帰脾湯 （かみきひとう）	上	21	末尾
24	加味逍遙散 （かみしょうようさん）	上	22	
79	平胃散 （へいいさん）	上	5	
65	帰脾湯 （きひとう）	上	21	
134	桂枝加芍薬大黄湯 （けいしかしゃくやくだいおうとう）	上	42	加減❻
45	桂枝湯 （けいしとう）	上	42	
82	桂枝人参湯 （けいしにんじんとう）	上	42	加減❺
70	香蘇散 （こうそさん）	中	1	
63	五積散 （ごしゃくさん）	上	31	
17	五苓散 （ごれいさん）	上	33	
73	柴陥湯 （さいかんとう）	上	35	加減❽
12	柴胡加竜骨牡蛎湯 （さいこかりゅうこつぼれいとう）	上	35	加減⓮
10	柴胡桂枝湯 （さいこけいしとう）	上	35	加減⓯
11	柴胡桂枝乾姜湯 （さいこけいしかんきょうとう）	上	35	加減⓭
80	柴胡清肝湯 （さいこせいかんとう）	中	58	

製剤番号	漢方薬名	巻	番号	追記
114	柴苓湯 （さいれいとう）	上	33	口訣❼
16	半夏厚朴湯 （はんげこうぼくとう）	中	9	
113	三黄瀉心湯 （さんおうしゃしんとう）	下	18	
93	滋陰降火湯 （じいんこうかとう）	中	43	
92	滋陰至宝湯 （じいんしほうとう）	中	44	
75	四君子湯 （しくんしとう）	上	2	
71	四物湯 （しもつとう）	上	3	
48	十全大補湯 （じゅうぜんたいほとう）	上	11	
99	小建中湯 （しょうけんちゅうとう）	上	27	
9	小柴胡湯 （しょうさいことう）	上	35	
101	升麻葛根湯 （しょうまかっこんとう）	上	44	
66	参蘇飲 （じんそいん）	中	2	
58	清上防風湯 （せいじょうぼうふうとう）	中	27	
136	清暑益気湯 （せいしょえっきとう）	上	49	
90	清肺湯 （せいはいとう）	中	17	
124	川芎茶調散 （せんきゅうちゃちょうさん）	中	33	
8	大柴胡湯 （だいさいことう）	上	36	
133	大承気湯 （だいじょうきとう）	上	38	
97	大防風湯 （だいぼうふうとう）	中	25	
74	調胃承気湯 （ちょういじょうきとう）	上	40	
86	当帰飲子 （とうきいんし）	中	51	

製剤番号	漢方薬名	巻	番号	追記
61	とうかくじょうきとう 桃核承気湯	上	39	
81	にちんとう 二陳湯	上	1	
108	にんじんようえいとう 人参養栄湯	上	20	
7	はちみじおうがん 八味地黄丸	下	9	
37	はんげびゃくじゅつてんまとう 半夏白朮天麻湯	中	32	
34	びゃっことう 白虎湯	上	32	
62	ぼうふうつうしょうさん 防風通聖散	上	34	
41	ほちゅうえっきとう 補中益気湯	上	12	

製剤番号	漢方薬名	巻	番号	追記
27	まおうとう 麻黄湯	上	43	
127	まおうぶしさいしんとう 麻黄附子細辛湯	上	30	
54	よくかんさん 抑肝散	中	59	
32	にんじんとう 人参湯	上	26	
43	りっくんしとう 六君子湯	上	9	
76	りゅうたんしゃかんとう 竜胆瀉肝湯	中	49	
87	ろくみがん 六味丸	下	8	

索 引

用 語

処 方

【編訳者略歴】

千福　貞博（せんぷく・さだひろ）

センプククリニック院長

1983 年　大阪医科大学医学部 卒業

1989 年　大阪医科大学専攻医（一般・消化器外科）

1994 年　同 助手

1996 年　高槻赤十字病院外科

　　　　大阪医科大学 非常勤講師（一般・消化器外科）

1997 年　センプククリニック院長

2016 年　大阪医科大学臨床教育教授

2021 年　大阪医科薬科大学臨床教育教授

著書に，『実践！漢方診察－脈診・舌診・腹診基本マスターー』『センプク漢方セミナー 長沢道寿「増補能毒」 古典的要点に学ぶ 151 生薬』（いずれも新興医学出版社）

長沢道寿　漢方処方の奥義
～現代語訳『医方口訣集』～

2021年12月25日　　第1版　第1刷発行

編訳者　　千福　貞博

発行者　　井ノ上　匠

発行所　　東洋学術出版社

〒272-0021　千葉県市川市八幡2-16-15-405

販売部：電話 047（321）4428　FAX 047（321）4429

　　　　e-mail hanbai@chuui.co.jp

編集部：電話 047（335）6780　FAX 047（300）0565

　　　　e-mail henshu@chuui.co.jp

ホームページ　　http://www.chuui.co.jp/

カバーデザイン———山口 方舟

印刷・製本———モリモト印刷株式会社